理療教育学 序説

はり師 きゅう師 あん摩マッサージ指圧師 教育学の構築

監修：吉川　恵士　元筑波大学大学院准教授　日本理療科教員連盟顧問

編：日本鍼灸手技療法教育研究会

編集代表：河井　正隆　明治東洋医学院専門学校 専任教員
　　　　　渡辺　雅彦　福島県立盲学校教諭

監修のことば

吉川　恵士
元筑波大学大学院准教授
元筑波大学理療科教員養成施設長
日本理療科教員連盟顧問

　本書は、あん摩マッサージ指圧師、はり師、きゅう師の教育を担当し、それぞれの分野における指導的立場にある方々に執筆を依頼し、数年の年月を要して出版されたものである。多忙な日常業務に加えての本書出版に努力された各著者に深甚なる謝意を申し上げる。
　明治になっての日本医学制度の変革、太平洋戦争後の理療免許制度の変革、平成になっての理療国家免許への変革、これに伴う教育制度の変革など目まぐるしい施策変更がほぼ外的要因によって行われてきた。
　その意味で、理療教育問題はもはや論議の時代を過ぎて、着着実践の時代に入っていなければならないはずである。しかし残念ながら全体を概観して変革はモザイク状と言わざるを得ない。
　現時点における本書の内容は、各著者の「論考」の意気を脱しているとは言えない。これをさらに大きな議論とし国家レベルとするための努力を切望したい。
　私は、なおこれらを含むすべての分野が一層伸展することを望んでいる関係上、あらゆる分野における意見が出つくして、そのすべてを解決に導くような方策が国家として打ち出されるべきだと信じている。
　それには局部的な、あるいは本末を考えない主張の乱立、対峙をこの際一応吟味整理して、真にわれわれの理療を豊かな純な、力強いものにする責任を国民全体の念願として果したいものである。
　長年理療臨床、理療基礎研究、理療科教員養成に関わってきたものとして、少し思うところを記して監修の挨拶とする。
1　歴史を経て、医療は大きく変わった。検査や治療を機器や薬剤に頼ることが多く「患者中心」という目標は、現代の医療環境に基づ

いて、適切に定義されなければならなくなった。そして現代の医療者には、「患者中心」の実現を阻むさまざまな要因を理解し、それらを一つひとつ克服していく能力（コンピテンシー）が求められており、クリティカル・シンキングで正解主義から脱却する思考方法への切り替えが求められている。

2　実践の科学といわれる理療臨床の現場でエキスパートになるためには、治療手順や手技などのマニュアル化できる「形式知」だけでなく、経験から獲得し言語化が難しい知——いわゆる「暗黙知」も身につけなければならない。

そのための、カリキュラム変性・指導者や教員の資質能力の育成が早急に求められる。

3　基礎・臨床医学を統合し、各分野を横断した教育で、総合的な診療能力を全学生に身につけさせるための方法論を構築する。この時結果的に各領域の「つまみ食い」の学習にならず系統的教育より効果的であることを目標とすべきである。

そのためには指導者自身がＰＢＬに精通していなければならない。

4　歴史という時間の縦軸をところどころで横断するという手法は、もし歴史を連続的なものとみるならば煩雑この上もないことになり、おさわがせ人間にすぎないと揶揄される。

しかし、歴史の横断こそが変革であり伸展の原動力であることを教育者は知るべきであり、漫然とした教育を良しとする者は去るべきである。

本書が、今後の理療教育の視座となるべく多くの関係者の机上の友となることを期待する。

はじめに

　「目次」を一瞥すれば読者の皆様は、本書が理療教育、すなわち鍼灸あんまマッサージ教育に関するさまざまなテーマを取り上げ、網羅的に編んでいることに気がつくことでありましょう。
　社会はさまざまな事象の織りなす集合体であり、教育事象も例外ではありません。
　本書を発行する目的は、さまざまな教育事象をまずは整理し、日本の理療教育を鳥瞰することにあります。その作業を通して、喫緊の教育問題や課題への解決策を見いだすことが可能となるのではないでしょうか。
　その作業に苦労をいとわずご協力をいただいた理療教育の各分野で活躍されている先生方に、今回ご執筆をお願いいたしました。理療教育に特化した本書は、先生方の玉稿により他に類を見ない書となり、先生方には深甚の謝意を表したいと思います。
　この生まれたばかりの本書を踏み台に、将来の理療教育に対する熱論が今後、今まで以上に繰り広げられることを期待いたします。併せて、理療教育に携わる教員をはじめ、教育に興味関心をもつすべての方々にも本書を手に取っていただき、教育現場の一隅に置いていただければ望外の喜びであります。
　結びに、ジアース教育出版社におかれましては、本書の出版に対して寛大な心でご快諾をいただきました事、心から感恩の意を表す次第です。さらには、本書の制作にご尽力いただいた、加藤勝博社長をはじめご関係の皆様方に、厚く感謝いたします。また本書が、さらに充実した教育専門書として成長するためにも、読者の皆様からの忌憚のないご意見ご感想をいただければ幸いです。

編集代表　河井　正隆・渡辺　雅彦
平成27（2015）年6月吉日

「理療教育学 序説」
－はり師、きゅう師、あん摩マッサージ指圧師教育学の構築－

監修のことば　　　　　　　　　吉川恵士　元筑波大学大学院准教授
　　　　　　　　　　　　　　　　　　　　　元筑波大学理療科教員養成施設長
　　　　　　　　　　　　　　　　　　　　　日本理療科教員連盟顧問

はじめに　　　　　　　　　　　編集代表　河井正隆　渡辺雅彦

第1章　「理療教育学」の構築に向けて
－はり師、きゅう師、あん摩マッサージ指圧師教育学の構築－

　　　　　　　　　矢野　忠　明治東洋医学院専門学校　教員養成学科長　　4

はじめに／1．「鍼按」から「理療」へ／2．理療業の現状－主として鍼灸療法の受療状況について／3．理療教育学とその構築に向けて／さいごに

第2章1節　江戸期の理療教育　－杉山流の理療教育を中心に－

　　　　　　　　　　　　　　香取俊光　群馬県立盲学校　教諭　　24

はじめに／1．江戸時代の理療の概要／2．江戸時代の医療制度／3．盲人と理療／4．教育施設＝杉山流と杉山真伝流の鍼治稽古所／5．杉山流の技術の伝授方法／6．杉山流の理療技術／おわりに

2節　理療教育の歴史的変遷　明治期～昭和戦前期

　　　　　　　　　　　　　　藤井亮輔　筑波技術大学　准教授　　36

はじめに／1．医制前史／2．医制と漢方医の消滅／3．鍼按業の規制と盲人の決起／4．楽善会訓盲院と「鍼治採用意見書」／5．組合の結成／6．盲人鍼按専業運動／7．営業取締規則の成立と鍼按教育の発展／8．マッサージ教育の導入と展開／9．鍼灸学校の誕生と展開

3節　理療教育の歴史的変遷　昭和戦後期～現在

　　　　　　　　　　　　　　藤井亮輔　筑波技術大学　准教授　　54

1．鍼灸存廃問題と営業法の成立／2．理療科の発足と変遷／3．中途失明者に対する理療教育／4．晴眼学校新設の動機とその波紋／5．鍼灸大学の誕生と発展／6．教員養成機関の誕生と展開／7．医業類似行為の戦後処理と法19条／8．変貌する鍼灸教育界の群像／おわりに

第3章　カリキュラムの編成と展開

　　　　　　　　　　　　　　緒方昭広　筑波技術大学　教授　　76

1．「教育課程」と「カリキュラム」は同じもの？／2．学習指導要領（教育課程）の変遷／3．教育課程の編成と展開

目 次

第4章　学習論　―学習者の学び、アクティブ・ラーニングを考える―
　　　　　　　　　　　　　　　河井正隆　明治東洋医学院専門学校　専任教員　**88**

　　1．学習者を巡る外的要因と内的要因／2．学習者特性と学習方法／3．学習方法としてのアクティブ・ラーニング／4．ブレンディッド型e-Learningを活用した協調自律学習／5．アクティブ・ラーニングを成功に導くために

第5章　教材論
　　　　　　　　　　　　　　　工藤　滋　筑波大学附属視覚特別支援学校　教諭　**104**

　　1．教材の定義と目的／2．教材の作成／3．教材の活用／
　　4．おわりに

第6章　評価論
　　　　　　　　　　　　　　　渡辺雅彦　福島県立盲学校　教諭　**118**

　　1．評価とは／2．評価の流れ／3．教育評価とは／4．ブルームの目標分類学（タキソノミー：Taxonomy）／5．理療教育と教育評価／6．羅生門的アプローチ／7．江戸の教育／8．評価のまとめ

第7章　学生指導論　－理療教育における教員の役割－
　　　　　　　　　　　　　　　杉山誠一　東海医療学園専門学校　理事長・校長　**130**

　　1．はじめに／2．入学者選抜／3．カリキュラム／4．卒業認定／
　　5．おわりに

第8章　職業教育と理療教育
　　　　　　　　　　　　　　　喜多嶋　毅　大阪市立視覚特別支援学校　講師　**146**

　　1．公教育としての理療教育の基礎について／2．職業教育としての技術教育の在り方とその指導法について／3．職業実態を踏まえた理療教育の在り方について／4．卒後教育について／5．職業教育としての理療教育の展望と課題／6．さらなる改革について

第9章　学校管理者からみた理療教育
　　　　　　　　　　　　　　　吉松政春　元福岡県立北九州視覚特別支援学校　校長　**160**

　　1．はじめに／2．理療教育の課題／3．理療科教員としての課題／
　　4．まとめ

第10章　これからのあん摩マッサージ指圧鍼灸教育に望まれるもの
　　　　　　　　　　　　　　　後藤修司　（学）後藤学園　理事長／（公社）全日本鍼灸学会　会長　**172**

　　1．はじめに／2．国内状況／3．国際状況／4．持続可能なヘルスケアの当面の要件／5．今後の課題

おわりに　　　　　　　　　　　　　　　　　　　　　　編集代表　渡辺雅彦

第1章 「理療教育学」の構築に向けて
―はり師、きゅう師、あん摩マッサージ指圧師教育学の構築―

明治東洋医学院専門学校教員養成学科長
明治国際医療大学 教授　矢野　忠

はじめに

　本章の主題は、「理療教育学の構築に向けて」である。すなわち「はり師、きゅう師、あん摩マッサージ指圧師教育学の構築に向けて」である。ここでは現行の理療教育が抱えている諸課題の抽出を通して理療教育学の構築を検討することになるが、それを論じる前に、まず鍼、灸、按摩マッサージ指圧を業とする理療業の現状を把握しておく必要がある。その理由は、現行の理療教育制度が有効に機能しているかを検証するためである。言い換えれば理療教育のアウトカムの状況を評価することで理療教育が抱えている諸課題を抽出し、そのことを踏まえて理療教育学をどう構築するかを論考するためである。

　そこで、本章ではその観点に立って、現行の理療教育の諸課題を受療状況等から抽出し、どのような理療教育が望ましいのか、その基盤となる理療教育学について考えてみた。

1．「鍼按」から「理療」へ

　按摩、鍼灸は、漢方（湯液）と同様に日本の誇るべき伝統医療の1つである。按摩、鍼灸は古代中国に発祥した大陸（外来）医学であったが、562年僧智聡によってわが国にもたらされてからは日本の文化、精神風土によって日本化が行われ、日本の伝統医学として今に伝えられている。このことは漢方も同様で、和漢と称されるように日本人に適合した湯液として発展してきた[1]。

　このように日本化された按摩、鍼灸は、漢方とともに江戸時代ま

第1章 「理療教育学」の構築に向けて

では日本の正統医学として国民の保健を担ってきた。しかし、明治時代になってからは西欧化、近代化による富国強兵の施策の下に日本の正統医学であった伝統医学は廃止され、近代西洋医学をもってわが国の正統医学とした。その後、按摩、鍼灸は存続を許されたものの医療制度の枠外に位置づけられることになった。

このような日本の伝統医学を廃絶させるような事態は、再び太平洋戦争後に発生した。いわゆる"マッカーサー旋風"である。鍼灸医学の研究者、教育者等と鍼灸医療関係者による必死の運動により、なんとか難局を乗り切ったものの鍼灸の位置付けは変わることなく今も医療制度の枠外に置かれたままである。

こうした歴史的変遷を経て按摩、鍼灸の職業教育は大きく変わった。特に太平洋戦争後、学校教育の制度化により、それまで使用されてきた「鍼按」という用語は「理療」へと変更された。

理療という用語は、鍼按に代わるものとして芹澤勝助氏によって創られたといわれている[注1]。それまでの按摩、鍼按などの用語から発する様々な偏見や古色蒼然とした時代性を払拭し、現代化された伝統医療としての按摩マッサージ指圧、鍼灸のイメージ化、あるいは概念化を図るために新しく造語されたと伝えられている。

この用語を造る上で、按摩、マッサージ、指圧、鍼、灸等は、機械的、温熱的刺激を応用した理学的な療法であることから理療と呼称することにしたようである。そうであれば理療とは、按摩、マッサージ、指圧、鍼、灸を主とし、それらと関連した他の手技療法や物理療法、運動療法などを含む非薬物療法の総称である。本稿においても理療という用語は、この定義に従うことにする。

理療という用語の初出は、1948年（昭和23年）である。それは、1947年（昭和22年）3月31日の教育基本法・学校教育法の公布、同年12月7日の「あん摩、はり、きゅう、柔道整復等営業法」の成立を受けて、1948年4月1日からの新制教育制度と「あはき営業法による学校、養成施設認定規則」[注2]（文部省と厚生省の共同省令）により、全国盲学校中等部鍼按科4年制を廃止し、それに代わるものとして高等部5年制の「理療科（本科3年、専攻科2年）」が設置されることになった[2]。ここで初めて理療という用語が公的に使用

されたようである。

注1)「理療」という用語は芹澤勝助氏によるとされているが、そのことを示す書籍、論文等を見つけだすことはできなかった。そのために「……芹澤勝助氏によって創られたといわれている」と記述した。
注2)「あはき」とは、あん摩マッサージ指圧、鍼、灸の3つの業を指す。用語で三療ともいう。

2．理療業の現状－主として鍼灸療法の受療状況について

1）受療状況の調査を必要とする背景

　前述したように理療とは、按摩、マッサージ、指圧、鍼、灸等の非薬物療法を指す。この理療を業とする理療業は、戦前、戦後、変わることなく国民医療として国民の保健を担ってきた。特に1960年代の薬害（クロロキン、キノホルム、サリドマイド等）がクローズアップされ、社会問題化したことや1970年代の中国の針麻酔ブームを契機として身体に優しい伝統医療として鍼灸の再評価が行われるようになった。また医学部や医科大学においても漢方や鍼灸の講義が行われるようになり、それは一種の静かなる東洋医学ブームでもあった。

　そうした伝統医療への再評価、再認識は、国民をして鍼灸療法への関心を高め、鍼灸師養成専門学校への志願者増加という現象を引き起こした。そうした状況下において平成8年、福岡で柔道整復師養成専門学校の新設に係る裁判（通称、福岡裁判）が起こったのであった。それまでは当時の厚生省の行政指導の下に鍼灸師および柔道整復師養成専門学校の新設は制限されていた。しかし、裁判の結果、厚生省は行政指導をやめて、養成施設指定規則を満たせば設置を認可することとした。そして、このことは鍼灸師養成専門学校の新設においても、準用され、養成施設認定規則を満たせば認可されることになった。

　この福岡裁判以降、鍼灸師養成専門学校は徐々に増加し、やがて乱立を招くことになった（図1）。鍼灸系大学（鍼灸師を養成している大学）も含めると1999年（平成11年）に27校であったものが2014年（平成26年3月）では101校に達し、約3.7倍の増加となった。

　こうした規制緩和の流れは理療業の経営、特に鍼灸療法の受療状

第1章　「理療教育学」の構築に向けて

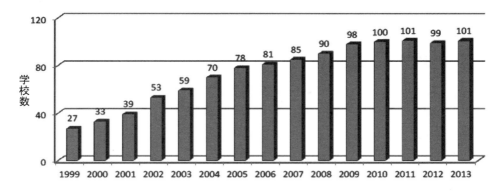

図1　鍼灸師養成専門学校・鍼灸系大学総学校数の推移

況に影響を及ぼしたことは想像に難くない。しかし、どの程度、鍼灸療法の受療状況に影響を及ぼしたのか、残念ながらそれを把握できる公的統計資料はなかった。当時も今も理療業に関する公的統計は、(1)就業はり師、きゅう師、あん摩マッサージ指圧師数、(2)施術所数、そして(3)療養費の推移のみである。これらの公的統計資料から理療業の受療状況を把握し、市場規模を推定することは不可能である。それらを把握するには、**図2**に示すように、(1)理療業の現状を把握するための項目（例：受療者数、治療費、受療回数、受療目的、受療した施術所の種類など）と(2)理療業に対する国民の意識調査（例：周知度、理解度など）が必要である。

　しかしながら、これらに関する統計や大規模実態調査および意識調査は皆無である。あっても鍼灸医療関係者や医道の日本社が行う施術者を対象とした実態調査や意識調査にとどまっていた[3]。しかもそれらは確立されたサンプリング法による調査ではなく、ある種のバイアスのかかった調査であったことから、全国の理療および理療業の実態を把握することは困難であった。更に理療業のステークホルダーである国民を対象とした受療状況に関する調査や意識調査も皆無であった。

　なぜ、理療業に関する国民の受療状況や意識調査等の実態調査が行われてこなかったのかである。考えられる最も単純な理由は、その必要性や緊急性がなかったということである。すなわち、理療業における需給バランスはある程度均衡がとれ、はり師、きゅう師、

理療教育学序説

あん摩マッサージ指圧師の生計は成り立っていた、ということである。

当時（1999年）の鍼灸師養成専門学校数はわずか27校、定員は835名にすぎなかった。これに盲学校理療科の生徒数が加わることになるが、現在と比較して極めて少ない定員枠であった（**図3**）。当時は鍼灸師の数や施術所数と鍼灸受療率とが一定水準で均衡し、このことが需給関係を安定させていたと考えられ、特段に受療状況を調査する必要性はなかったものと考えられた。

◆理療業の現状を把握するには
　①正確な就業あん摩マッサージ指圧師、はり師、きゅう師数
　②実際に診療活動している施術所数（鍼灸接骨院含む）
　③あん摩マッサージ指圧、鍼灸の受療率(年間、月間)
　④受療者数、治療回数（月）
　⑤施術場所
　⑥主訴、疾患
　⑦経済状況(年収)
　⑦療養費の取扱い状況
　⑧受療のきっかけ(口コミ、医師からの紹介等)　等
◆「理療」に対する国民の意識・認識等を把握するには
　①国民のあん摩マッサージ指圧、鍼灸に対する周知度、認識の程度
　②受療行動を起こす条件　等

図2　理療業の実態を把握するのに必要な統計

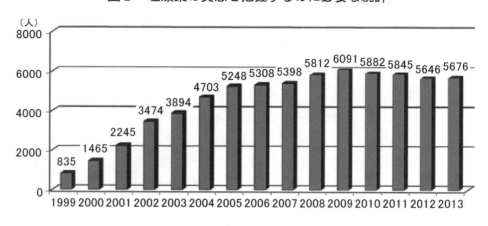

図3　鍼灸師養成専門学校・鍼灸系大学の総定員の推移

第1章 「理療教育学」の構築に向けて

しかし、上記したように新設校の設置に関する厚生労働省の行政指導が行われなくなったことにより鍼灸師養成専門学校は加速度的に増加し、乱立といっていい状況を招いた。このことにより鍼灸療法の受療状況は急変することが想定されたことから受療状況に関する調査が行われるようになった。

2）鍼灸療法の受療状況の推移

図4は、矢野、藤井らの調査による鍼灸療法の年間受療率の推移である[4～6]。ここで言う年間受療率とは、1年間で1回以上鍼灸療法を受療した人数を有効回答者数（20歳以上の男女）で除した値である。図4に示すように2002年から2013年までの間に行われた7回の調査結果は、調査年で年間受療率は異なるものの2012年まではおおよそ7％弱で推移していたが、2013年の報告では5.6％と最も低く、しかも前年との比較では有意に低下した。

このように鍼灸療法の年間受療率が低迷する中で、就労はり師、きゅう師および鍼灸施術所の推移を見ると増加の一途をたどっている[7]。厚生労働省の2012年（平成24年）衛生行政報告例（就業医療関係者）の概況によると、2012年の就業はり師は10万人を突破した（100,881人）。2002年と比較して36.4％増、実人数にして26,914人増えた。また、鍼灸単独の施術所も増加し、2012年で23,145カ所となり、2002年と比較して65.2％増、実数にして9,137カ所増加した。

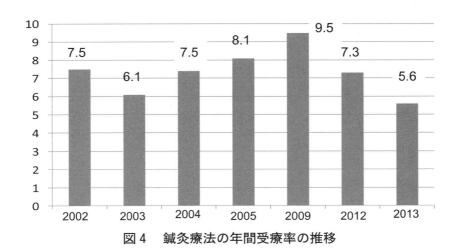

図4　鍼灸療法の年間受療率の推移

更に三療の施術所も含めた鍼灸療法を提供する施術所の推移を見ると、2002年46,730カ所が2012年60,330カ所となり、率にして29.1％増、実数にして13,600カ所増加した。

　このように就労はり師、きゅう師および鍼灸施術所が増加する中で、年間受療率の推移はほぼ横ばいから減少に転じたことは、鍼灸業の将来に暗雲が垂れこめるであろうことを予見させるものである。いずれにしても、現在の鍼灸業の実態は、需給関係が崩れ、供給過多という極めて深刻な状況にあると言わざるを得ない。

3．理療教育学とその構築に向けて

　以上、主として鍼灸療法の厳しい現状の一端を紹介してきた。なぜ、鍼灸療法の受療率は低迷し、低下傾向にあるのかである。その主要要因の1つは、理療教育の劣化にあると考えられる。そのことを明確に説明できる資料はないが、受療経験者や国民の理療業に対する評価をみると、鍼灸師の質の低下は否定できないものであった[4,5]。少子化の波の中で学生確保に奔走し、定員の充足をはかるため、本来、理療業に適さない学生をも入学させざるを得ない状況が発生していることと深く関わっている。これに加えて後述するように教育課程の問題が一体となって影響を及ぼしているものと考えられる。

　理療教育が劣化すれば、当然ながら養成するはり師、きゅう師、あん摩マッサージ指圧師の質は低下し、結果として理療業の質の低下を招く。そうであれば理療業の低迷は、理療教育とその制度による構造的な問題であると捉えられる。

　この観点に立って現行の理療教育とその制度を再考し、理療業の新たな発展を期すために理療教育学の構築に向けて検討しなければならない。

1）理療教育のモデル・コア・カリキュラムの必要性

　理療教育の根底にある視座は、医療人の養成である。したがって、医療人としての基本的な人間性、倫理を涵養することと併せて専門

第1章 「理療教育学」の構築に向けて

職種としての理療を安全に、かつ効果的に行える施術者を養成しなければならない。そのための職業教育が「理療教育」であり、その基盤が「理療教育学」である。

教育学とは、広辞苑によると「教育の本質、目的、内容、制度など、教育に関する研究を包括する学問」とされている。ここでは、目的、内容、制度について私見を交えて述べることにするが、あくまで1つの提言にすぎない。

理療教育の目的は、前述したように理療を按摩、マッサージ、指圧、鍼、灸を主とし、それらと関連した他の手技療法や物理療法、運動療法などを含む非薬物療法の総称としたことから、これらの施術を適切に行えるように教育することである。ここでいう"適切に"とは、受療者と円滑にコミュニケーションをとり、受療目的に応じた効果的な施術を行うことを意味する。

理療が対象とする範囲は、図5に示すように健康保持・増進、予防からターミナルケアまでと幅広い。当然ながら学校教育で全てに対応できる高度な施術者を養成することは不可能であり、またそのことを学校教育の目的とすべきではない。卒前教育と卒後教育の教育目的を明確にしておくことが必要である。

卒前教育としての理療教育において、何をどこまで修得させるかを明瞭にしなければならない。当然ながら教育年限と修得すべき総単位数によって規定されるが、専門学校、鍼灸系大学、盲学校理療科のいずれにおいても、学生、生徒が卒業する時に最低限必要とする診療能力を身に付けさせて卒業させなければならないことは明確

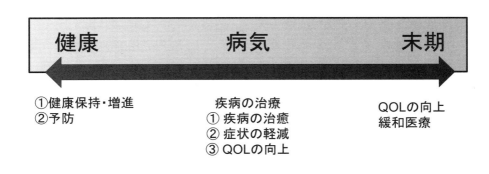

図5　あはきが対象とする医療フィールド

である。すなわち、教育の到達目標（アウトカムズ）を明確にし、その上で教育することが基本である。

　しかしながら、学生、生徒が身に付けておくべき必須の実践的能力（知識・技能・態度）について分かりやすく提示したもの（到達目標）がない。それは、共通する理療教育のモデル・コア・カリキュラム[8]が存在しないからであろう。（公社）東洋療法学校協会の加盟校において実技評価審査が行われているが、本来であればその前提となるコア・カリキュラムに基づいたものでなければならない。理療教育のモデル・コア・カリキュラムの必要性は、理療教育の質を担保する上で必要不可欠であると考える。早急に理療教育に関係する諸団体の合意のもとにモデル・コア・カリキュラムの作成が望まれる。

　「あん摩マツサージ指圧師、はり師、きゆう師等に関する法律」の第2条に「文部科学大臣の認定した学校又は厚生労働大臣の認定した養成施設において解剖学、生理学、病理学、衛生学その他あん摩マツサージ指圧師、はり師又はきゆう師となるのに必要な知識及び技能を修得したもの」に国家試験の受験資格を与えるとしている。では、「あん摩マツサージ指圧師、はり師又はきゆう師となるのに必要な知識及び技能」とは具体的に何を指すのか、それは理療教育のモデル・コア・カリキュラムにおいて明記すべきであり、卒業時の到達目標を明確にすることである。

2）シラバス、ディプロマポリシー、カリキュラムポリシーの作成

　理療教育は、制度上、完成教育の体裁をとっている、というよりは取らざるを得ない状況におかれている。このこと自体、多くの問題をはらんでいるが、今も卒業生の多くは臨床の即戦力として雇用されるケースが多い。なお、完成教育とは、卒業時にはある程度、自立して診療ができる施術者の養成であるが、現行の教育ではそうした要望に応えることはほとんどできないであろう。

　看護師や理学療法士の職業教育では、学生が卒業する時に最低限必要とする能力を身に付けられるようにするため、臨床実習や臨地実習を重視している。しかも卒後研修として、職場での研修やそれ

第1章　「理療教育学」の構築に向けて

らの協会が行う生涯研修制度が整備されており、卒後、確実に専門職としての資質を向上させることができる仕組みになっている。そうしたことから卒前教育が半完成教育であっても臨床現場ではその認識のもとに受け入れて、卒後研修、生涯教育を通して資質の向上を図っている。むしろ臨床現場からは、卒前教育では、問題解決能力を培うことが求められている。

　理療教育はこうしたコ・メディカルの教育とは異なり、今も完成教育による施術者養成が求められる。しかしながら、現状の教育は半完成教育にも程遠い。

　理療教育においても他の教育分野と同様に表1に示す項目の提示は必須であると考えるが、鍼灸系大学以外ではほとんど見かけることはない。**表1**に示す項目を作成する過程を通して、モデル・コア・カリキュラムの必要性とその意義が認識できることから、まずはそれぞれの学校においてシラバス、ディプロマポリシー、カリキュラムポリシーを作成することである。そのことは、理療教育学の構築

表1　シラバス、ディプロマポリシー、カリキュラムポリシー

	内　容
シラバス	各授業科目の詳細な授業計画のこと。学生が各授業科目の準備学習等を進めるための基本となるものであり、また教員相互の授業内容の調整、学生による授業評価等にも使用。
デプロマポリシー	高等教育の分野で用いられる用語の1つで、学生が卒業する時に最低限必要とする能力を示した学位授与方針のこと。
カリキュラムポリシー	教育課程の編成および実施方法に関する基本的な考え方をまとめたもの。この方針の策定に当たっては、教育課程の体系化、単位の実質化、教育方法の改善、成績評価の厳格化等について留意することが必要である。

表2　資格と単位数の関係

資　格	総単位数	実習単位
あん摩マッサージ指圧師	77	10
はり師	79	12
きゅう師	77	10
はり師、きゅう師	86	16
あん摩マッサージ指圧師、はり師、きゅう師	93	20
あん摩マッサージ指圧師、はり師	86	16
あん摩マッサージ指圧師、きゅう師	84	14

3）教育内容と実習教育

　前述したように、学生が身に付けておくべき必須の実践的能力（知識・技能・態度）について分かりやすく提示したモデル・コア・カリキュラムを作成すること、到達目標を設定すること、これこそが理療教育の重要な課題であると考える。中でも臨床実習の課題は最も大きい。

　表2に受験資格に必要な総単位数と実習単位数を示す。現行の教育課程では、実習は「実習（臨床実習を含む）」となっており、基礎実習と臨床実習とに分けられていない。したがって、臨床実習は独立した授業科目ではなく、しかも単位化されていない。このことが理療教育の最も大きな検討課題ではなかろうか。実際、このような教育課程においては、あん摩マツサージ指圧師、はり師、きゅう師となるのに必要な技能の修得の到達目標を設定することは事実上、困難であろう。

　理療は医療であることから、当然ながら施術者としての倫理と基本的な技能を教育する科目が臨床実習である。このことは医療関係職種の職業教育においても同様で最も重要視している課題であるが、理療教育においては「実習（臨床実習を含む）」と定められていることから、臨床実習の取扱いは学校の裁量に任されることになる。当然ながら学校間の温度差が大きくなることは必定である。

　いずれにしてもこのような実習の設定においては、卒業時の到達目標を設定することは極めて困難であることから、まずは必要最低限の臨床実習を単位化すべきであると考える。学校に附置する臨床施設に関する様々な制約はあるにせよ、少ないながらも有害事象を伴う施術である以上、必要最低限の臨床実習の単位化は、断固実施すべきである。更にいえば、卒後研修制度の未整備、施術所での研修がほとんどできない現状をかんがみると在学中に臨床実習や臨地実習を組み込み、一定程度の臨床能力を修得させるよう教育課程を再編成することが強く求められるところである。

　現行の教育内容を図6に示す。これらの教育内容を取得しようと

第1章 「理療教育学」の構築に向けて

基礎分野	専門基礎分野	専門分野
(1) 科学的思考の基盤 (2) 人間と生活	(1) 人体の構造と機能 (2) 疾病の成り立ち、予防及び回復 (3) 保健医療福祉とあん摩マッサージ、はり及びきゅうの理念	(1) 基礎あん摩マッサージ (2) 指圧学 (3) 基礎はり学 (4) 基礎きゆう学 (5) 臨床あん摩マッサージ (6) 指圧学 (7) 臨床はり学 (8) 臨床きゆう学 (9) 社会あん摩マッサージ (10) 指圧学 (11) 社会はり学 (12) 社会きゆう学 (13) 実習(臨床実習を含む) (14) 総合領域

図6　あはき教育の教育内容

する資格に応じて履修することになるが、表2に示すように総単位数は異なる。例えば、はり師ときゆう師の2つの資格であれば86単位、あん摩マッサージ指圧師、はり師、きゅう師の3つの資格であれば93単位が必要であるが、表2に示す現行の単位数が適切であるかの再検討が必要である。

　一般論からいえば、3年制の医療系専門学校では、3年制短期大学に相当する93単位を基準単位としている。ちなみに看護師の養成は97単位（臨床実習16単位、臨地実習4単位）、3,000時間以上、理学療法士の養成は93単位以上（臨床実習8単位）となっている。理療が医療であり、それを自認するならば、少なくとも鍼灸師の養成には93単位以上の教育は必要であろう。

4）理療教育の展望

　超高齢社会の到来による地域包括ケアの必要性、重要性が指摘され、医療の多職種連携が進められている。少子高齢化の進展、疾病構造の変容、地域社会の崩壊等が指摘されているこれからの時代において、それに相応しい医療が求められている[9、10]。

　それは図7で示すように、健康保障をより重視した医療であり、住み慣れた地域で生活をしている人々のための医療である。しかも、超高齢社会の到来により、治らない、治りにくい疾病(生活習慣病、

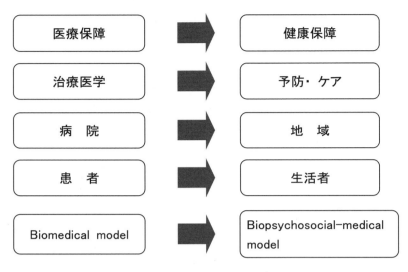

図7　これからの医療

高齢者疾患等)が多くなり、加えて社会との不適応に起因する心の病(ストレス病やうつ等)も増えてくると予測されている。こうした疾病構造の変容により従来の生物医学モデル（Biomedical model）から生物心理社会医療モデル（Biopsychosocial-medical model）への転換の必要性が迫られているが、これからの医療モデルとして指向されている医療に最も近いのが「理療」ではなかろうか。

　このように将来において伝統医療の専門職種としての理療が一定の役割を担うには、それに対応できる施術者養成は必須である。したがって、その基礎能力を修得できるように理療教育の内容を充実させることが、これからの理療を発展させる基盤になるものと考える。そのことを推進するためにも他の医療職種の従事者との提携や連携、更にはチーム医療の構成員として活動できるような資質と能力を身に付けられるような教育課程が望まれる。

　しかしながら、そうした教育内容までも盛り込むとなれば現行の教育課程では無理があることから、他の医療職種の職業教育課程と同様に少なくとも鍼灸で93単位以上になるよう再編成が必要である。今のままの単位数と教育内容では、医師を始めとする他の医療職種とのコミュニケーションおよび連携がとれるように教育することは困難である。時代が求める医療のかたちは、他職種連携である。こ

のままの教育課程では、理療とその施術者は医療システムの中で孤立化せざるを得ない。そうならないようにするためにも臨床実習の内容を充実させ、校外の臨地実習も含めた総合的な実習の形態を模索し、時代の要請に応えられる教育課程を編成しなければならない。そのためにも理療教育学の構築に向けた検討が必要である。

5）理療教育の教育制度について

あん摩マッサージ指圧師、はり師・きゅう師の養成は、現行では主に盲学校理療科、視力障害センター、専門学校、鍼灸系大学の4種類の教育機関で行われている。これらの教育機関では、「あん摩マツサージ指圧師、はり師及びきゆう師に係る学校養成施設認定規則」（最終改正：平成22年4月1日文部科学省・厚生労働省令第2号）の別表第1に規定されている教育内容（図6）を含む教育課程を編成し、それに基づいて教育が行われている。

⑴ 教育段階別分類上からみた盲学校高等部専攻科理療科とそれ以外の教育機関との違い

現行の盲学校理療科は高等学校の専攻科であり、教育段階別分類上では後期中等教育に位置付けられている。一方、鍼灸系大学を除く他の教育機関（視力障害センター、専門学校）は、いずれも高等教育の位置付け（非大学型高等教育）である。このように盲学校理療科とそれ以外の教育機関は、同じようにあん摩マッサージ指圧師、はり師、きゅう師を養成しているが教育段階別分類上の位置付けは明らかに異なっている。

①盲学校理療科とは

高等部専攻科は、学校教育法第五十八条に定められ、その第1項では「高等学校には、専攻科及び別科を置くことができる。」とされ、2項では「高等学校の専攻科は、高等学校若しくはこれに準ずる学校若しくは中等教育学校を卒業した者又は文部科学大臣の定めるところにより、これと同等以上の学力があると認められた者に対して、精深な程度において、特別の事項を教授し、その研究を指導することを目的とし、その修業年限は、一年以上とする。」と記さ

れている。この法律に基づいて高等部専攻科は設置され、盲学校理療科の法的根拠となっている。

　高等部専攻科は、主に工業・水産・保育・福祉などの専門教育分野を深める課程として設置されている。この高等部専攻科の設置目的に沿って盲学校理療科は、あん摩マッサージ指圧師、はり師、きゅう師の養成を行っている。すなわち盲学校理療科は、高校の職業教育課程である。

②**専門学校とは**

　一方、専門学校も学校教育法の第百二十五条に定められており、その第2項では「専修学校の専門課程においては、高等学校若しくはこれに準ずる学校若しくは中等教育学校を卒業した者又は文部科学大臣の定めるところによりこれに準ずる学力があると認められた者に対して、高等学校における教育の基礎の上に、前条の教育を行うものとする。」とし、同法第百二十六条第2項では「専門課程を置く専修学校は、専門学校と称することができる。」とされている。すなわち、実践的な職業教育、専門的な技術教育を行う専修学校の専門課程を有する学校が専門学校である。

　専門学校は、高等部専攻科のように学校教育法第1条の学校ではない。しかし、専修学校設置基準に基づいて設置された学校で、しかも大学に編入学できる課程（修了者に専門士または高度専門士が付与される課程）で行われる教育は高等教育に分類されることから、専門学校は非大学型高等教育に位置付けられる。

(2)　**盲学校理療科と専門学校との比較**

　では両者の教育段階別分類上の相違は、どのような格差を生じさせるのか、である。

　盲学校理療科は旧制盲学校の中等部鍼按科を前身とし、昭和23年度に新制職業高校に準じた課程として制度化された課程である。その位置付けは、上記したように高等学校(高校)として後期中等教育に位置付けられている。一方、専門学校とは、専門課程を置いている専修学校のことである。専門学校は、高等学校卒業者を対象とし、高等学校教育の基礎の上に職業ももしくは実生活に必要な能力を育

第1章 「理療教育学」の構築に向けて

成し、または教養の向上を図ることを目的として組織的な教育を行うこととされている。

こうした両者の教育段階別分類上の相違は、教育内容が同等であっても、そこに在籍する生徒あるいは学生が得られる称号や資格等の取得においては表3に示すような格差が認められる。

高等教育に位置付けられている専門学校においては、そこを卒業すると称号として専門士が、4年制の専門学校であれば高度専門士が授与される。しかも専門学校で取得した単位は互換性を有し、大学への編入も可能である。更に学士（鍼灸学）への道も開かれている。それは、短期大学・高等専門学校卒業者等を対象とする単位積み上げ型の学位授与（学士）によるもので、大学評価・学位授与機構による学位授与事業として行われている。当機構が行う審査に合格すれば「鍼灸学」の学位を取得することができる。

しかし、後期中等教育に位置付けられている盲学校理療科においては、そこを卒業しても高卒であることから専門士の称号は授与されない。また、大学への編入はできず、かつ学位授与機構に学位を申請することもできない。[注3]

更に大学院について言えば、現行では専門学校の卒業であっても大学が独自に行う大学院の入学資格審査に合格すれば大学院への受験資格が与えられ、大学院修士課程の入学試験を受験することができる。しかし、盲学校理療科の卒業生は高卒であることから対象外とされている。

このように後期中等教育である盲学校理療科は、その教育内容が

表3　取得できる称号および資格に関する理療科と専門学校との比較

	高等部専攻科理療科	専門学校
入学資格	高等学校卒業見込み・卒業者	高等学校卒業見込み・卒業者
称号の取得	なし	3年制は専門士、4年制は高度専門
単位互換の有無	取得した点位の互換性なし	取得した単位の互換性あり
大学編入の有無	なし[注3]	あり
大学院入学資格審査受験の有無	なし	各大学の規定により受験可能な場合あり
学位授与機構	なし	所定の単位修得後、学位申請可能

専門学校と同格、もしくはそれ以上(単位数においても、授業時間数においても専門学校より多い)でありながらもその課程に在籍する生徒に著しい不利益を与えている。

注3) 高等学校専攻科から大学への編入学を可能にするよう中央教育審議会が答申（2014年12月）

(3) 教育制度の抜本的改革

多くの専門学校は、1日2コマ（1コマ：90分授業）とし、午前クラス、午後クラスあるいは夜間クラスを開校し、午前・午後の二部制あるいは午前・午後・夜間の3部制をとっている。いずれにしても盲学校理療科のように1日フルタイムで授業しているわけではない。

このようなハーフ制による教育制度では、他の医療職種の養成と同様に93単位以上の教育課程による教育を実施することはできない。また、臨床実習や外部の臨地実習を実施することもできない。そうであれば、現行のハーフ制による教育制度を根本的に改変することが必要である。すなわち、盲学校理療科と同様に1日のフルタイム制への転換である。

一方、盲学校理療科も同様に後期中等教育からの脱却を計らなければならない[11]。その1つの提案が、現行の高等部専攻科理療科を道州制にそって統廃合し、専門学校あるいは短期大学へと移行させることである。その際、あマ指師課程の一部については、指導者の下で臨床従事できるコースを現行の保健理療科として存続させることも検討することが必要であろう。

いずれにしても、専門学校のフルタイム制への転換、盲学校理療科の道州制による専門学校化あるいは短期大学化等の諸課題は、簡単ではない。相当慎重な議論が必要であることは言うまでもないことであるが、しかしこのままの状態を放置することもまた問題であることは確かである。

さいごに

「理療教育学の構築に向けて」について、私見を交えて述べてき

第1章 「理療教育学」の構築に向けて

たが、理療教育学の構築そのものについては、ほとんど触れていない。というよりは、触れることができなかった。その理由は、現行の理療教育において取り組まなければならない課題が山積しており、それらについての議論から始めなければならないからである。中でも実習（臨床実習を含む）は最大の検討課題である。加えてモデル・コア・カリキュラムの作成であり、到達目標の設定である。これらは相互に関連しており、個々に論ずることはできないが、それらの検討を通して、理療教育学を構築していくことが大切であると考えたからである。本章の拙論が契機となって、理療教育及び理療教育学の議論が活発になり、そのことによって理療教育が大きく前進することを期待したい。

参考文献
1) 矢野　忠：日本鍼灸に関する東京宣言に向けて、全日本鍼灸学会誌、2012;62(2):125-139.
2) 香取俊光：理療科教育制度の変遷、理教連50年史―理療教育50年の歩みと展望―、理教連五十年記念、日本理療科教員連盟、2002;62-66.
3) 小川卓良、形井秀一、箕輪政博：第5回現代鍼灸業態アンケート集計結果【詳報】．医道の日本、2011;70(12):202-244.
4) 矢野　忠、安野富美子、藤井亮輔、他：我が国における鍼灸療法の受療状況について―10年間で受療状況は好転したのか？―、医道の日本、2013;72(11):202-213.
5) 矢野　忠、安野富美子、藤井亮輔、他：我が国における鍼灸療法の受療状況について‐主として年間受療率、一施術所当たり月間受療者数、認知状況、知る機会・媒体について、医道の日本、2014;73(9):133-142.
6) 藤井亮輔、矢野忠：鍼灸療法の受療率に関する調査研究―鍼灸の単独療法と按摩・マッサージ・指圧を含む複合療法（三療）との比較―．明治国際医療大学誌、2013;8:1-12.
7) 厚生労働省：平成24年衛生行政報告例（就業医療関係者）の概況の表5、表6より、2012.
8) モデル・コア・カリキュラム改定に関する連絡調整委員会、モデル・コア・カリキュラム改定に関する専門研究委員会：医学教育モデル・コア・カリキュラム―教育内容ガイドライン―、平成22年度改訂版、文部科学省、2011.
9) 広井良典：医療とは、ケアとは、ニーズとは．医療政策入門、東京大学医療政策人材講座編：医学書院、東京、2009、35-53.

理療教育学序説

10) 猪飼周平：病院の世紀の理論．有斐閣、東京、2010;205-232, 2010.
11) 矢野　忠：理療教育および"あはき業"の課題と将来展望、日本理療科教員連盟『60年史』、日本理療科教員連盟編、2014：68-86.

第2章 江戸期の理療教育
1節 ―杉山流の理療教育を中心に―

群馬県立盲学校　教諭　香取　俊光

はじめに

　江戸期の理療というと杉山和一（1610－1694年）[1]から書き始めるものが多いと思うが、2000年代に入り和一とその流派の研究の進歩は驚嘆である。それ以前は和一が管鍼法の創始者として評価されてきたが、その手技の伝来や内容が詳細になるほど、入江流からの伝来で、和一がその知識・技術を大成したことが明らかになってきた。

　長野仁氏がオリエント出版者の臨床実践　鍼灸流儀書集成で杉山流の秘伝書を発掘・出版してきた。その途中で和一の師匠と言われてきた入江中務少輔の入江流の秘伝書も発見され、『皆伝・入江流鍼術－入江中務少輔御相伝針之書の復刻と研究－』（六然社、2002年）として翻刻・出版された。これにより、和一と入江流の伝説が真実であり、管鍼術が入江流の教えに依拠していることが明確となった。そして、2003年に東京都墨田区の江島杉山神社即明庵（和一の位牌所）の杉山検校遺徳顕彰会の金庫の中から桐箱に入った巻物2巻と和装本7冊の秘伝書が見つかり、翻刻されて嶋浦和田一（益一）『秘傳・杉山真伝流』（桜雲会、2004年）が出版された。大浦慈観氏は、この翻刻にも尽力し、『杉山真伝流臨床指南』（六然社、2009年）、同『DVDブックス　杉山和一の刺鍼テクニック』（医道の日本社、2012年）などで鍼灸の技術を解明し、「杉山流按摩術の流儀書『杉山真伝流按摩舞手』および大澤周益の残した書籍類について」（日本医史学雑誌　60－2、2014年）で按摩についても研究が進んでいる[2]。

　本稿では、筆者の研究成果[3]も含めて、江戸幕府の医療制度・理

療について述べてみる。

1．江戸時代の理療の概要

　日本の理療は、戦国期・江戸期に飛躍的な進歩をとげた。その一翼を担ったのは視覚障害者（以後は「盲人」と略す）の医師達であった。

　盲人の男性は、古代より語り部として、あるいは宗教者、平家琵琶の弾奏者として存在し、江戸初期に理療の知識や技術を獲得していった。江戸初期の盲人鍼医・杉山和一の大成した管鍼術は現在の盲学校でも鍼実技の中心となっている。和一の教育は、灸や按摩にもおよび、その理療教育は私塾から杉山流鍼治導引稽古所として発展し、多くの弟子達が育っていった。この稽古所は、世界で最初の盲人の教育施設でもある。優秀な弟子は一家を立て、稽古所の流派は、杉山流を称し、高弟島浦益一の流派は杉山真伝流として盲人の教育施設の中心となり明治まで活動を継続した。しかし、明治4（1871）年の盲人の自治組織・当道座廃止後は、理療教育の中心を失い、多くの盲人が困窮に陥った。明治5（1872）年の学制、明治7（1874）年の医制発布の中で、津々浦々の盲人は、按摩の専業運動や自ら盲学校の創立に躍動した。他方、女性に目を向けると、江戸期には、職業は三味線を弾奏する瞽女が中心で、先の大浦氏の研究では女子の鍼工が武家の治療をしていたともあるが[4]、明治期に全面的に進出し理療の大きな担い手になった。

2．江戸時代の医療制度

　日本に中国・朝鮮から理療がいつにもたらされたかは不明だが、唐令にならった律令の中で鍼・按摩が医療として位置付けられていた[5]。この医師達は、官医であったが、次第に官医以外の一般の医師・薬売りが出現するようになっていった[6]。

　戦国期に曲直瀬道三（1507～94）により啓迪院など官立以外の教育施設や私学の医師が存在していた。

理療教育学序説

　江戸時代は、徳川氏による武家と、これまでの朝廷を中心とした公家政権の二重支配の時代である。

　江戸幕府は、朝廷の権威や官職を使いながら、独自の制度を形成していた。医療制度も同様で、朝廷に仕える医師＝医官・官医を登用し、法印・法眼・法橋などの叙任で権威付けし、他方民間の医師を逐次登用して医療制度を完成していった[7]。

　幕府の公式日記『徳川実紀』に総称して「医員」と出てくるので、官職を帯びながらも役職としての「医員制度」と呼んでいいのではないかと考えている。医員の登用事例や家系を詳細にみていくと、官医ばかりではなく、私学で医療の学識を高めた者も多い。現代の医師のような資格・免許・欠格事由といったものはなく、系譜は、以下の4つにまとめられる。

　①朝廷の官医　②官医以外で家系が医師であった者　③著名な医家に学んだ者　④自らの経験や独学で医業の知識を深めた者

　そして、次第に医療7科目（本道〔内科〕・外科〔瘍科〕・鍼科・口科・眼科・小児科・産科〔婦人科〕）[8]ができ、奥医・奥詰、番・寄合・小普請医師などのシステムを作り上げていった。

　幕府最初の鍼科医員は京都の名医・坂以策某が『徳川実紀』寛永16（1639）年11月6日に「京医坂以策某（家光に）初てまいり拝謁する。」と家光に拝謁したことに始まる。鍼科の医員はこれ以後、武士・藩医・町医師・盲人・社人・寺僧・奥坊主などの幅広い階層から、幕末までに25家が登用された。そのうち9家が盲人で36％を占めていた。以下にその名前だけ整理し提示する。

　A　晴眼の医員…16家

　　坂寿三幽玄（本家）、坂立雪元周（分家、子息寿庵元歓が鍼科より本道に転科）、藤木十左衛門某、山本民部道照、佐田玉川定重（本家）、佐田玉縁定之（分家）、山崎宗円次氏、栗本杉説（さんせつ）俊行（杉山弟子）、増田寿徳良貞、上田施針庵東暦、須磨良仙某、吉田秀庵不先、島田幸庵某、畠山玉隆常信、前川玄徳雄寿、茂木玄隆某

　B　盲人の医員…9家

　　三島検校安（やす）一、杉島検校不一、杉枝検校真（さな）一、島浦検校益（えき）一、

板花検校喜津一、島崎検校登栄一、石坂検校志米一、（以上杉山門弟）、芦原検校英俊一（源道）、平塚惣検校東栄一（幕末の杉山流）

　上に杉山和一の名前がないのは医師ではなく、「扶持検校」として将軍綱吉に治療を行ったからである（あまり知られていない）。

3．盲人と理療

　盲人が理療を職業として獲得したのは江戸時代と考えられる。
　一般的には最初の盲人鍼医は杉山和一（1669～1742年）と思われているが、筆者の調べた限りでは、山川城管が最初と考えられる。山川は御家人として幕府に仕えていたが中途失明し鍼技術を身につけ、3代将軍徳川家光のブレーン＝談伴衆9）ともなっていた。『徳川実紀』寛永11年是年条に「医者山川検校城管も年頃針治をよくし」と山川がここ数年鍼治療を上達させた記事がある。山川がどのような経緯で鍼の技術を身に付けたのかは分からない。しかし、他の盲人の事例を考えれば、京都に上り鍼術を習得したかもしれない。
江戸初期の盲人鍼医としては、山川にやや遅れて和一の鍼の師匠山瀬琢一（1658年に検校となる）と杉山和一、仙台藩の鍼医となった矢口城泉が知られている。江戸期以前の盲人鍼医は私見ではいまだ知られていない。
　更に、杉山の登場により盲人の職業自立が確固となり、その弟子三島安一・島浦益一らの手により教育システムが完成していき、明治を迎えた。この杉山流の理療が明治になっても地方で師弟教育を支え、近代盲学校の創設に尽力した者も存在した。
　また、盲人が灸の施術にも積極的であったことが、先の『秘伝杉山真伝流』中の臨床録で確認できる。例えば「治験例31、赤白帯下」に「杉山検校の伝えに、内果の後ろ、赤白肉際（太鍾）、この穴に毎日灸3壮、7日にして終える。」（同書p413）とある。

4．教育施設＝杉山流と杉山真伝流の鍼治稽古所

　杉山が弟子達を育てた施設を「杉山流鍼治導引稽古所」という。

　和一が師弟教育を始めた時期については、浅田宗伯（1815～1894）年が記した『皇国名医伝』、それを継承した富士川游の『日本医学史』の杉山について書かれた中に、「天和元（1681）年、綱吉の鍼治振興令を起源とする」とあり、この年を和一の家塾を改めて杉山流鍼治稽古所の開始、公的な師弟教育の始まりとする説が有力である。

　しかし、実際はこれ以前から師弟教育がなされていた。

　和一が71才の延宝8（1680）年の記事を紹介する[10]。「3月8日　和一、弟子美津都（いち）を伴い、鳥取藩の芝（千代田区丸の内）上屋敷を訪れる。美津都が藩主・池田光仲を按摩する。」とあり、続いて「3月18日　和一の弟子美津都が鳥取藩に登用される。和一、藩主・池田光仲にお礼を申し上げる。」とあり、美津一なる座頭が按摩医として登用されていく記事である。

　次に、先の振興令について検討してみる。綱吉は延宝8（1680）年8月23日に将軍となった。この2年後に振興令が出されたというのである。ただ、調べた限りの法令集には確認できず、またこの時期に和一は綱吉に拝謁していないとも思われる。

　和一の年譜を作っていくと、次にあげる③の座頭意津市事件では、和一ではなく岩船検校城泉(？～1687年)が関東の責任者である。これをもって綱吉と和一が無関係とは言えないが、江戸幕府も鎌倉幕府以来の武家政権として、医師やどんな家臣でも「初見の礼」、つまりお目見えと給料の扶持が始まると考えられる。

　和一が61才の検校昇進以降の年譜は、

①延宝4（1676）年11月11日　和一、伊勢国津藩2代藩主・藤堂高次を治療する（67才）。

　同年12月20日　藤堂高次没する（74才）。

②延宝8（1680）年2月11日　和一、江戸城に登城する。そのため、鳥取藩での診療ができなくなる（71才）。

　同年3月8日　和一、弟子美津都（いち）を伴い、鳥取藩の芝（千代田区

第2章1節　江戸期の理療教育

丸の内）上屋敷を訪れる。美津都が藩主・池田光仲を按摩する。
　同年3月18日　和一の弟子美津都が鳥取藩に登用される。和一、藩主・池田光仲にお礼を申し上げる。
　同年3月28日　和一、家綱に初見する。
　③天和3年（1683）　座頭意津一不行跡事件に際し、岩船検校城泉が座頭仲間の法に従い、意津一を簀巻きにし佃島沖にて沈める。
　④貞享元（1684）年12月22日　和一、相模国大住郡大神村（神奈川県平塚市）座頭密通事件の裁決をする。
　⑤貞享2（1685）年正月3日　和一、江戸城の黒書院勝手で綱吉に年始の御目見をする。
　⑥同年）　正月8日　和一、綱吉に召されて仕える。
　⑦同年）　8月5日　和一、幕府に召出され、月給20口を与えられる。
　⑧同年8月　和一、道三河岸（大手町）に116坪余りの屋敷を賜う。
　⑨元禄2（1689）年5月7日　和一、鷹匠町（神田小川町）に530坪余りの屋敷を賜う。　80才
　⑩同年10月9日　和一、鍼治の効果が大なので、常に綱吉の治療に召される。褒美に月給が廃止され、代わって年俸300俵を賜う。
　⑪元禄5（1692）年5月9日　和一、綱吉の治療をし、精勤の褒美に27番目検校より関東惣検校に任命される。　83才
　⑫同年6月9日　和一自身が総検校就任のお礼に京都に上らなければならなかったが、綱吉の治療を昼夜にわたり行っているため暇がなく、職事(しきじ)が代行して京都に上る。和一は、治療をしているが奥医師ではなく「扶持検校」である。

　以上に見るように④⑤⑥⑦の貞享2（1685）に和一が綱吉にお目見え・取り立て・屋敷の拝領と急速に接近している。この年が正式な幕府への登用、綱吉との関係の始まりと考えられる。
　さて、俗に和一は綱吉の御典医＝奥医と思われているようである。しかし、高年齢の身であったためか御典医に登用された証拠はない。ではどんな身分であったのかというと⑪にあるように「扶持検校」とあり、医師ではなかった。「扶持検校」とは何かというと、これ

理療教育学序説

まで幕府が盲人を平ら曲の弾奏者や芸能者の扶養という段階にとどまっていたことを示すと考えられる。囲碁・将棋の本因坊家も幕府の扶持で登用されているので、同様に考えると理解できよう。

盲人が幕府の御典医として正式に登用されるのは和一の弟子・三嶋安一（やす）（1645?～1720年）が鍼治をよくするによって、元禄4（1691）年8月22日に大奥の療治を承り月俸二十口を賜ることからである。弟子達の登用は幕府の医員として、他方、米沢・金沢・鳥取・大村藩などの地方の藩医に広がりをみせている。まとめると幕府へ7名・諸大名へ6名の弟子が鍼医・按摩医として登用された。史料上では②の延宝8年美津都が諸藩登用の初めての事例である。このように、従来の天和説よりも前に子弟教育がなされ、綱吉に仕えたのは貞享2年からと考えてよいのではなかろうか。

和一の師弟教育の様子を見ていくと、私塾のような形で始まり、和一が関東惣検校に任命された元禄5年（1692年）以降、次第に当道座の運営に移っている。施設の名称も、鍼治と按摩（導引）が伝授されたことから鍼治導引稽古所と呼ばれ、時代とともに講習所・学問所・学校などと呼ばれたようである。

鍼治稽古所は和一の屋敷内にあったと推測されている。和一が京都から江戸へ戻った当初は糀町（現在の麹町）に住んでいたが、幕府に登用されてからは道三河岸、そして鷹匠町（のち神田小川町）に移り、没した時は本所一つ目であった。墓所は本所弥勒寺にもあるが、江ノ島の墓に納骨された。

さて、稽古所は明和6（1769）年、鷹匠町から本所一つ目の拝領地内に移築され、明治4年まで存続していった。この移築された稽古所の流派を「杉山流」と呼び、稽古所の移築された後の鷹匠町の和田家は「杉山真伝流」として秘伝が伝えられ「杉山流の免許皆伝後の研修所的役割をなしていた。江戸時代の絵図で確認できた鍼治稽古所は本所一つ目の弁財天社内（墨田区千歳（ちとせ）江島杉山神社）で、当時は989坪余りの社地とこの東側に871坪余りの屋敷、合計1860坪余りを賜っている。この敷地は、東西に長く、北から南へ向かって竪川・河岸・竪川通り・社地・屋敷（後は当道座の惣録屋敷になる）とあり、社地の西門から内へ入ると、東の拝殿へ向かう参道が続き、

現在の区画とほぼ同じである。参道の両側に門前の町家が建ち並び、南側の町屋敷が終わった所に（北側はもう少し屋敷が東へ続く）高さ1尺4寸の銅造りの鳥居があり、「福寿弁財天」の額で、南側の町屋敷の東側には、社地最初の建物である社役の居宅（4間×3間半）、続いて「杉山流鍼治稽古所（4間余り×5間)」があった。和一の死後、稽古所のさらに東側に、位牌所である「即明庵（9尺×3間)」を建て、その中に和一の木座像（高さ1尺1寸）を安置していた。このように、稽古所の広さは縦4間余り×横5間で、面積は20坪余り、言い換えると40畳余りの建物が全国の講習所の本部であったことになる。では、全国に講習所が何カ所あったかというと、先の浅田宗伯は「江戸近郊に4ヶ所、諸州に45ヶ所」と記している。ただ、この存在を証明した論考はないが、小規模で、または検校の自宅程度の規模であったならば、全国に展開し、現存しないのも納得できることではなかろうか。

5．杉山流の技術の伝授方法

　江戸時代の盲人から盲人の理療の伝授方法は、口授と、それを聞いての暗記が主だったと考えられる。教育内容は4段階に分かれ、それぞれに教科書も作られていた。

第1段階
　6年間あり、3年が按摩、3年が鍼の修行であった。14～15才で入門し、17才までの3年間は杉山流鍼学皆伝の免許でいわゆる基礎編を学ぶ。按摩のみ、鍼のみの免許の者もいた。
　教科書は、杉山三部書の療治之大概集・選鍼三要集・医学節用集を用いた。

第2段階
　17才から28才前後までの修行段階。
　教科書は、杉山真伝流の表の巻を中心に用いた。

第3段階
　30才前後の3年間。修了すると門人神文帳1冊が伝授され、他人に伝授できる段階と認められる。いわば教員免許状に当たる。

教科書は杉山真伝流目録の巻物1巻（真伝流の表の巻・中の巻・奥龍虎の巻）

第4段階
　50才前後。修めると杉山真伝流秘伝1巻が伝授された。
　江戸時代では、奥医などの名医クラスとなる。
　以上のような教育の課程で、各地方の師匠と弟子の存在が認められる。つまりは、大きく2つに分かれていった。
　〔A〕直系
　　①杉山流…惣録屋敷管轄下の鍼治学問所で教えられる教員。一般の開業医程度
　　②杉山真伝流…和田家の奥義…巻物は、和田家から島浦家へ伝授。幕府の奥医など名人の養成
　〔B〕分派
　　一家独立した家系で、先に紹介した杉枝・石坂・栗本など幕府の奥医達。また、各地方の名前を知られていない師匠クラスの盲人医師達

6．杉山流の理療技術

　和一の鍼術については大浦『杉山真伝流臨床指南』に譲り、その他の技術の概要について述べる。
　まず、按摩術について確定的なものがないので、私論をあげ今後の批判に待つ。
　吉田流は、強めで、線状に揉む。肘などを使用。
　杉山流は、弱めで、輪状に揉む。
　鍼の道具について、明治末期の17の流派の使用鍼が知られている[11]。
　その流派とは、杉山流・杉山真伝流・石坂・平塚の和一の流派、芦原（盲人）・上田（幕府奥医）・吉田（打鍼）・西村（水戸藩医）と明治期に群馬で著名な大久保などである。使用鍼は、長さ1寸6分、太さ2～4番が中心で、鍼柄は個性豊かで杉山流は俵軸、真伝流は中巻軸、石坂はホソヌメ軸、平塚流は棗軸（なつめ）である。鍼尖（はりさき）の形状は、和一の流派は松葉、平塚流だけはすりおろしを用いていた。

鍼管について、4匁3分（約16g）の純銀製の太め八角形の鍼管を使い、鍼の切皮以外の使用例もあった[12]。

おわりに

大浦『杉山真伝流臨床指南』の中で、和一が管鍼法を創始したのではなく、入江流からの伝授であることが簡潔に述べられている。その臨床録の開設で躍動的に技術の深奥が述べられている。今後は、和一が管鍼法の創始者ではなく大成者としての評価を与えていかなければならない。

参考文献・注

1）和一については、拙稿「杉山和一　その文献と伝説」（『理療の科学』18-1、pp.47-56、1994年）があり、最近のものでは長尾榮一『史実としての杉山和一』（桜雲会、2010年）、今村鎮夫原作、執印史恵編集、山田倫子挿絵、杉山検校遺徳顕彰会『杉山和一　目の見えない人たちを救った偉人』（桜雲会、2011年）、新子嘉規『医・杉山検校『管鍼法誕生の謎』（桜雲会、2013年）などがある。

2）長野・大浦以外に、杉山の弟子島浦（和田）の関係する史料が発掘され、杉浦逸雄「市立米沢図書館所蔵『内題杉山先生御伝記』の紹介」（日本盲教育史研究会第2回研究会発表レジュメ、2013年10月19日）、また、浦山久嗣「『杉山真伝流』における穴性概念の萌芽について」（『日本医史学雑誌』60－第2、2014年）など経穴学からのアプローチもある。

3）拙稿の主なものとして、「江戸幕府における鍼科と盲人の鍼科登用に関する研究」（長尾榮一教授退官記念論文集『鍼灸按摩史論考』、pp.1-146、桜雲会、1994年）、「江戸幕府における鍼科医員と盲人鍼医(1)・(2)」（『理療の科学』16-1、pp.66-70、17-1、pp.64-69、1992年・1993年）、「杉山和一の屋敷と杉山鍼治講習所について(1)(2)」（『医道の日本』54-10・pp.110-116、55-7、pp.164-173、1995年・1996年）、「元禄時代の鍼・灸・按摩・医学史料　－附『隆光僧正日記』』医師・医事索引－（『理療の科学』20-1、pp.25-51、1997年）、「新発見・三嶋総検校安一の史料と土浦の伝説」（『医道の日本』68-10、pp.100-109、2009年）がある。

4）盲人史の定説では、江戸時代の女性は瞽女であると中山太郎『日本盲人史（正・続）（合本）－（附）中山太郎著書執筆目録－』（パルトス社、1986年）、加藤康昭「近世の瞽女仲間」（『日本盲人社会史研究』、未来社、pp.244-255、

1974年）などで述べている。鈴木力二『日本盲人の父　中村京太郎伝』（中村京太郎伝記刊行会、pp.122-123、1969年）に江戸時代以来晴眼者の「吉田流女按摩」が存在し、盲女子は明治になり「かつて、東京盲唖学校が20年間にわたって鍼按科の入学を許さず、ただ男子に限ったこと」とある。また、この江戸期に女医は存在せず　初の女性医師は明治18（1885）年に医師を許された荻野吟子（1851～1913年）が知られ、渡辺淳一『花埋み』（河出書房新社、1970年）、堺正一『埼玉の三偉人に学ぶ』（埼玉新聞社、2006年）などで、その概要を知ることができる。

　　ところが、日本一流杉山流の流派では、和一→十連社→十誉→壱誉→大誉→香取→巳代女→喜代女→竹智女→香取星亀岩崎西遊と伝承者が知られ、女性も含まれている（拙稿「江戸幕府の医療制度に関する史料(6)－鍼科医員島浦（和田）・島崎・杉枝・栗本家『官医家譜』など－」、『日本医史学雑誌』41-4、pp.118-119、1995年）、そして大浦慈観氏蔵の『杉山真伝流按摩舞手』に天保7（1836）年の史料で「抑（そもそも）、東都列侯の後宮へは、男子の出入を禁ず。故に夫人、貴妃、或は侍女、婢女の治療の為、女子の鍼工を召さるる也。近頃、御門下に、女子の鍼工・錦江春銀あり。始めにこの『大和文』を以て、教示し給ふ也。」とある。江戸期の女性理療教育については、今後の研究に譲る。

5）律令は、井上光貞・他校注『律令　日本思想史大系第3巻』（岩波書店、1976年）を、古代から中世の理療については新村拓『古代医療官人制の研究』（法政大学出版局、1990年）・同『日本医療社会史の研究－古代中世の民衆生活と医療－』（同上、1985年）を参照されたい。

6）室町期の貴族で、山科言（とき）継（つぐ）（1507-1579年）は、代々医薬により生計を立て、階層を差別なく診療に当たっていた。服部敏良「言継卿記の医学的考察」（『日本歴史』239、pp.81－88、一九六八年）、今谷明『言継卿記　公家社会と町衆文化の接点』（1980年）、これをコンパクトにした『戦国時代の貴族－『言継卿記』が描く京都－』（講談社、2002年）や水谷惟紗久「古記録にみえる室町時代の患者と医療（二）－『言継卿記』永禄九年南向闘病記録から－」（『日本医史学雑誌』43-2、pp.187-209、1997年）などを参照されたい。

7）久志本常孝「徳川幕府における医師の身分と職制について（『東京慈恵医科大学雑誌』89-3、pp.129-141、1974年。『古医学月報』22・23・26・27・28・29、1975～1976年）を参照。

8）律令の制定以来「灸科」がなく、江戸期には「按摩科」の科目もなくなった。鍼科の医師の施術範囲であったことによると考えられる。例えば、拙稿「江戸幕府鍼科医員の治療の一断面－天璋院様御麻疹諸留帳」を中心として－」『漢方の臨床』52-12、pp.170-180、2005年）では、天璋院篤姫の麻疹の闘病中に鍼科の医員吉田「秀貞へ御心下御按腹仰付られ」という按腹の記事を紹介した。さらには、藤林良伯『按摩手引』の最後には鍼術についての項目がある。

第 2 章 1 節　江戸期の理療教育

9）安池尋幸「江戸幕府初期の談伴衆とその伝説化について－堀直寄を中心に－」（『史翰』18、pp.2-8、1982）・「江戸幕府初期幕政と『談伴衆』－准譜代大名堀直寄の位置付けをめぐって－」（『関東近世史研究』11、1979）。前者によれば、将軍が古今の文武の知識を広め、政務に御益あることを建言する者達で、当然知識豊富で、長年の武功ある者や学者に限られる。談伴衆は芸能を含めた教養・娯楽の相手となる集団として御伽衆という概念で把えることもある。

10）守随憲治「続鳥取池田藩の芸能記録の発掘」（『（東京大学）人文科学科紀要』第十三輯、1957年）。

11）17流派の鍼や鍼管を一覧にした金原廣哉「毫鍼に就いて」（『日本鍼灸雑誌』第100号、1901年）。

12）大浦前掲書。pp.62-63。

　付記：大浦慈観氏からは、直接玉稿やデータの提供をいただいた。ここに記して心より感謝を申し上げる。

理療教育学序説

第2章 理療教育の歴史的変遷
明治期～昭和戦前期
2節

筑波技術大学　准教授　藤井　亮輔

はじめに

　あん摩マッサージ指圧師、はり師、きゅう師（以下、あはき師）が国家免許であることや、その教育が高卒3年以上ということに感傷めいた思いを抱く教員は少数派になったように思う。この教育・免許制度の画期となった昭和63年（1988年）が、確実に同時代史から歴史に移りつつあるということだろう。ましてや、この業を行う人に「〇〇師」といった身分が与えられていることや、公教育に理療・鍼灸が存在していること自体に何がしかの感慨を覚えるなどということは、大先輩の回顧談に触れるか、あはきの歴史に学ぶことでしかすべがなくなった。

　それほどに、今の業や教育を支えてくれている様々な制度・慣行が「あって当たり前」の日常になったということだろう。まことに恵まれた世の中になったものだ、と心底思う。

　ただ、そのどれをとってみても降って湧いたものは1つもない。どれもが、時々の先人の刻苦奮闘があって勝ち得た成果であることを忘れてはなるまい。それぞれに誕生のドラマがあったはずだ。そこに想像力を働かせ、果実1つ1つの重みを感じ取る。そうした感性が、今の時代に居合わせた私たちにはとくに求められているように思う。

　なぜなら、これまで杖となり傘となってくれた制度の多くが、時代の急流に激しく洗われ始めているからだ。言い換えれば、時代は私たちに、次の世代のための新たな果実の作り手になることを欲しているのである。

　本稿では、理療に係る制度の原型が形成された明治期と、その近

第2章2節　理療教育の歴史的変遷

代化の草創期に当たる昭和戦後期を中心に、歴史に刻まれるべき出来事と先人の足跡をたどってみようと思う。新時代の作り手としての感性とエネルギーは歴史に触発されるところが大きいと思うからだ。はたして、拙稿がその触媒たり得るか不安はあるが、少しでもお役にたてれば幸いである。

1．医制前史

　わが国における按摩術・鍼術の系統的な教育に先鞭をつけたのは、杉山和一検校（1610～1694）が開いた「鍼治講習所」であった。和一は、全盲の鍼医にして管鍼法の考案者で日本鍼法の父祖とされる。同講習所は盲人に導引（按摩）と鍼の技術を伝授する幕府公認の学問所として、天和2年（1682年）、江戸神田に設立され「当道座」（官位制で統治された盲人の互助組織）の下で運営された。

　ヨーロッパにおける視覚障害者のための職業訓練は、天明4年（1784年）にHaui.V（1749-1822）がパリに起こした盲人職工学校が最初とされるから、鍼治講習所の開設はこれを100年余りもさかのぼる快挙であった。

　和一の没後、鍼治講習所は門人の三島安一（盲人初の奥医師、1720年没）らによって江戸近郊4ヵ所と諸州45ヵ所に増設されたが、ここで行われた教育は、『杉山三部書』（療治の大概集、選鍼三要集、医学節用集）と呼ばれる教科書を中心とした系統的かつ高度な内容であった。通常の修業年限は按摩3年、鍼3年だったが、杉山流の奥義を究めようとする者のための高度修業課程もあり、免許皆伝には10年以上を要したと言われる。

　このような教育機関が全国に展開したことにより鍼按教育の基盤が全国的な広がりをもって築かれるとともに、その発展の過程で、とくに按摩業を盲人の専業とする社会一般の認識が浸透していった。鍼治講習所そのものは江戸末期に衰退したが、こうした伝統は日本固有の風土として明治の社会に受け継がれていく。

　しかし、明治に入ると、厳格な官位・職階制の下で組織されていた当道座は、中央集権体制の確立を目指す新政府の方針と相容れな

い存在となり、明治4年（1871年）の太政官布告をもって解体の憂き目にあう。これに伴って鍼治講習所も廃止されるとともに、座からの配当で暮らしを立てていた盲人の生活問題が浮上することになる。

　一方、安政5年（1858年）7月の長崎に端を発したコレラの大流行に際し、蘭方ないし蘭漢折衷で行われていた当時の医学は無力であった。この教訓から、医学教育を含む学制や近代的な医療制度の確立によって医師の資質を向上させようとする機運が明治政府内に高まった。

２．医制と漢方医の消滅

　政府は、明治5年（1872年）の「学制」をもって西洋医学中心の教育制度改革に着手するとともに、明治7年（1874年）には、近代的な医事衛生制度を導入すべく「医制76箇条」を公布した。

　これは、法令というよりも衛生行政の方針を示す訓令に近い性格を帯びていた。すなわち、医制の条文が施行されるときは、その内容を個別に布達したり、医制の条文と同趣旨の規則を別に定めるなどして徐々にその内容を実施に移す方法をとった。医師の監督下以外の鍼灸禁止を定めた第53条（後述）もそのまま実施されることはなく、その趣旨が緩和される形で実施されるのは10年以上を隔てて公布された内務省令によってである。さらに医制は、全国一斉ではなく東京、京都、大阪3府で先行実施し、その2年後に各県に布達するという順序をとった。そうした段階を踏んだ施行の仕方にも医制の性格を見ることができる。

　医制では医学校卒業を開業免許の原則としながらも、第37条において「従来開業医」（漢方医）の救済策として西洋医学の出題による医術開業試験制度を設けている。すなわち、それまで漢方医として開業していた医師については一代限りの免許とした上で、届出による仮免許（免許鑑札）を下付する一方、医制発布後およそ10年間に西洋医への転業を請う者には西洋7科（解剖学・生理学・病理学・薬剤学・内外科大意・病状処方・手術）の医術開業試験（大正5年

に廃止）に合格した者に限り開業免許を与えたのである。いわば激変緩和のための時限的な臨時措置であった。

　明治12年（1879年）に至って内務省は「医師試験規則」を各県に布達して、それまで県ごとの規則で行われていた医師開業試験を全国統一の試験に改める一方、医科大学や医学専門学校の卒業者には無試験で開業免許を授与することとした。さらに明治16年（1883年）には、国家試験に合格した者でなければ開業許可を与えないとする「医師免許規則」および「医術開業試験規則」を布達した。

　こうした西洋医学一辺倒の改革により新規開業を閉ざされた漢方医たちは帝国医会を組織し、明治24年（1891年）の第2回帝国議会以来毎回衆議院に請願を繰り返し、漢方医の失地回復を目指したが、明治28年（1895年）の第8回帝国議会において「漢医継続願」が少数差で否決されたことで悲願はついえた。これにより、既得権は認められたものの、漢方医は当代限りとなって、その子弟は通常の西洋医試験に合格した者でなければ医業を続けることができなくなったのである。

3．鍼按業の規制と盲人の決起

　鍼術灸術もまた規制対象の例外ではなかった。すなわち、新政府は、医制第53条で「鍼治灸治ヲ業トスル者ハ内外科医ノ差図ヲ受クルニ非サレバ施術スヘカラス」を定め、医師の監督下以外の鍼灸業務を禁じることで「鍼医」の自然消滅を図ろうとしたのである。この条項は社会的な影響の大きさに配慮した政府の意向によって実際には施行されなかったが、明治18年（1885年）に「鍼灸術営業差許方」（明18年内達甲第10号）により、「鍼灸術営業者之儀ハ従来開業之者並ニ新規開業セントスル者ハ自今出願セシメ其修業履歴ヲ検シ相当ト認ムルトキハ差許不苦其取締方之儀ハ便宜相設可申此旨相達侯事」を通達し、鍼術灸術の営業許可と取締りを各府県にゆだねた。

　一方、明治19年（1886年）の銀本位制移行を契機とする企業設立ブームを端緒とした日本の産業革命は、民間の綿糸紡績業や鉱山業等の機械化を強く促して小規模生産を駆逐しつつ、大量の失業者や

離農者を都市部に流入させた。その中には元手を要さない按摩業に速成的に就く者が少なくなかったため、東京府のように、簡易とはいえ按摩営業にも人体や衛生など西洋医学に基づく試問を課す府県が現われ始めた。

　こうした按摩業近代化の新気運は、伝統的な学理と方法に依存していた徒弟教育の否定を意味するもので、結果として晴眼按摩の規制のみにとどまらず、この業に集中していた多くの盲人やその家族の生活をおびやかす要素を濃く含んでいた。

　明治20年代になって同業者組合の結成（後述）が相次ぐが、上で述べたような強まる鍼按規制に対抗するための自衛手段として決起したところが多かった。組合の事業で注目されるのは、単に生活要求にとどまらず教育要求を高く掲げていたことと、その実現のために自前の講習機関を設けるところが多かったことである。小学校令（明治23年勅令第215号）を機に盲唖学校の設立が各地で起こるが、これらの機関を母体とするところが多かった。

　ちなみに、明治20年代初頭において盲教育、聾教育を施す学校は京都と東京に2校（後述）を見るのみだったが、小学校令の交付年（明治23年）の翌年から設立が相次ぎ、盲人保護法案（後述）が帝国議会に提出される明治38年（1905年）には26校を数えるまでに増加した。以下、その学校名を設立年順に記す。

　京都市盲唖院（明治11年）、東京盲唖学校（明治13年）、高田訓朦学校（明治24年）、横浜基督教訓盲院（明治25年）、岐阜訓盲院（明治27年）、函館訓盲院（明治28年）、福島訓盲学校（明治31年）、東海訓盲院（同）、長崎盲唖学校（同）、徳島盲唖学校（明治32年）、豊橋盲唖学校（明治33年）、長野盲人学校（同）、鹿児島盲唖学校（同）、大阪盲唖院（同）、台南慈恵院教盲部（同）、名古屋盲学校（明治34年）、大分盲唖学校（同）、慈恵盲唖学校（明治36年）、仙台盲人学校（同）、岡崎盲唖学校（明治37年）、盲唖懲治場（横浜監獄：同）、長岡盲唖学校（明治38年）、松江盲唖学校（同）、神戸訓盲院（同）、米沢盲学校（明治38年）、上野教育会附属訓盲院（同）。

4．楽善会訓盲院と「鍼治採用意見書」

　これらの学校の先駆けとなったのは明治11年（1878年）に設立された京都盲唖院と、翌々年（明治13年）に東京に開設された楽善会訓盲院である。京都府立盲唖院（明治12年に京都府に移管）では、明治13年（1880年）に専修科を置き音曲、鍼按、紙撚細工の3科を兼修させた。また、楽善会訓盲院では、明治14年（1881年）の10月から馬場みせ子による箏曲の授業を、翌11月からは鍼医、山本智妙見による按摩・導引・鍼治の授業を相次いで開講している。

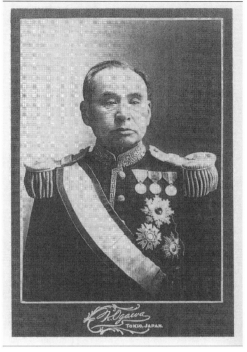

図1　山尾庸三
（「参考文献」の2）より引用）

　盲聾児を対象としたこれらの学校設立の端緒は、山尾庸三(1837-1917：**図1**）が工部頭の職にあった明治4年（1871年）に太政官に提出した盲唖教育の学校設立に関する建白書に見ることができる。折しも、当道座の解体によって盲人の生活問題が浮上した年に当たる。以下、鍼按教育の転換点となった楽善会訓盲院の官立移管と「鍼治採用意見書」が出される経緯を概述する。

　明治8年（1875年）5月に古川正雄（会頭）、津田仙、中村正直、岸田吟香、ボルシャルト、フォールズの6名がフォールズ宅に集って訓盲について話し合ったのが「楽善会」の起こりとされる。山尾庸三は翌年、前島密らとともに会員に加わって訓盲院の設置計画書を起草したり木戸孝允（桂小五郎）を通して皇室に下賜金を請願するなど、その建設に奔走した。自身も450円を投じ設立金の筆頭寄付者になっている。この努力が実り建白から9年後の明治13年（1880年）、楽善会訓盲院は麻布区（山尾の居住地）の盲児2名を入

理療教育学序説

表1　楽善会訓盲院景況

年　度	教員数	生徒在籍数			歳出（円）
		盲	唖	計	
明治13年	2	10	5	15	851.5101
明治14年	4	―	―	24	805.4362
明治15年	6	17	10	27	1,390.4156
明治16年	5	17	12	29	―
明治17年	7	16	17	33	―
明治18年	7	16	22	38	―

（「参考文献」2）より引用、著者が一部改変）

れて開校した。しかし、民間からの寄付や婦人慈善会の援助に依存していた院の経済基盤は脆弱にして不安定であった（**表1**）。明治15年（1882年）に楽善会の会長職に就いていた山尾は「現今ノ状況ニテハ細ク長クハ永続ハ可致ナレドモ、到底盛大ヲ図ル目途ハ無之」と判断し、明治18年（1885年）10月、国に文部省直轄を願い出る。

これに対し国も「本省亦盲唖教授法ノ得失ヲ実験シ、兼ネテ此ノ種ノ学校ノ模範ヲ示スハ、学事上一要件」として両者の思惑の一致を見たことで、私立訓盲院は官立（文部省総務局所轄）の楽善会訓盲唖院（楽善会訓盲院を改称）として発足した。直轄願を提出した翌々月に当たる12月1日のことである。

この官立への移管を機に文部省は鍼術を教育科目から外す方針を打ち出し実施に移した。政府予算のひっ迫が理由とされたが、『杉山三部書』に頼る教育の前近代性が問題視されたとも伝えられる。折しも「医師免許規則」が前年に施行され漢方への圧力が一段と増す中、「鍼術灸術差許方」（前出）が出された年に当たる。これらの状況を総合すると、鍼の教育課程廃止は国の鍼灸規制策の一環でなされたと見るのが妥当だろう。

いずれにせよ、この一大危機に際し、楽善会訓盲唖院の主幹、矢田部良吉は、おそらくは当時の按摩教授、奥村三策ら同院教員の進

言を得て「鍼治ノ効害並ビニ之ヲ盲人ノ手術トシテ危険ノ恐ナキヤ否ヤ」の質問状を帝国大学医科大学長の三宅秀（医学博士第１号の１人）に提出。三宅はこの調査を同大学整形外科助教授、片山芳林に命じた。片山の調査結果は明治20年（1887年）７月に「鍼治採用意見書」として矢田部に手渡されたが、この意見書を拠りどころとして東京盲唖学校（明治21年に改称）の教育課程に鍼術の科目が復活したのである。

その要旨は、細い鍼を使用することと西洋医学を基礎とした教育に転換することを条件に盲人の鍼業継続と教育の再開を容認したものであった。これを根拠に、官立東京盲唖学校の正科の課程に「鍼按科」が誕生したのである。

官立の学校に鍼按科が公認されたことの恩恵は、盲人のみにとどまらず、わが国の鍼灸に係る業と教育全般に広く及ぶものであった。すなわち、鍼治教育の命脈をつないだこと、業人の資質と教育の質の向上を方向付けたこと、さらには、その後に相継ぐ盲唖学校鍼按科や鍼灸学校設立の牽引役となったこと等の点において、歴史的意義を持つものであった。

５．組合の結成

このように、政府による一連の医療近代化策は鍼按教育の改革をもたらした一方で、これらの業を生業とする人々の動揺もまねいた。この危機感が同業者の小さな組織（組・講）の再編を促して、明治20年代初頭、「東京鍼灸治会」「針術按療営業者盲人組合」、東向会、保佑会など関東・東北を中心に多くの組合組織の結成をみる。

これらの組合は、分散していた盲人業者の生活防衛的な諸要求を吸い上げる役割を担いつつ、一方で教育要求を高く掲げて自己学習・自己啓発のための講習機関を設けるところが多かった。

例えば、「針術按療営業者盲人組合」（明治22年設立）の規約には、「毎月三回白石町に会し医師を招聘し該術に関する生理・病理及主治の講義を聴聞し殊に針術の如きは其取締規則を遵奉し以て従来の弊風を矯正する」ことを規定している。また、「日々八時より十二

時まで解剖、生理、鍼治、按摩を教授する」（東京）などといった内容で、西洋医学を中心とした学習によって「自らを近代的に装備」（「参考文献」の４）より引用）し、鍼灸規制による危機を乗り越えようとしていた当時の様子がうかがえる。

　これらの組合の中でも晴盲200余名を集めて設立された「東京鍼灸治会」の活動は活発で、西洋医学に反発する鍼灸関係者の対応に苦慮していた各県担当者の手本ともなった。

　東京鍼灸治会は内務省が発する通達の周知徹底と風俗の自主規制を求める東京府知事高崎五六の勧奨によって明治22年（1889年）に設立された組合で、東京15区６郡の晴盲の鍼灸開業者を対象に解剖、生理、病理学、消毒法、衛生管理などの講習会を盛んに展開した。この頃、鍼灸業の規制業務は各府県に移管されていたが、この「東京方式」を採用することで講習事業が全国に広がり、昏迷と衰退途上にあった按摩術鍼術界の活力は大いに向上したと言われる。

　こうした教育要求は、高田（訓盲談話会：明治19年）、横浜（盲人福音会：明治22年）、八戸（東奥盲人教訓会：明治24年）でも盲唖学校の前身となる講習機関を産む力となる一方で、明治26年（1983年）に吉田弘道（盲人鍼医）ら８名が衆議院に提出した「鍼科取締法ノ請願」に象徴される、鍼医身分の取締法制定を目指す運動にも結びついていった。

　吉田らによる請願の骨子は「医術開業ノ方法ニ従ヒ内務省ニ於テ試験科目ヲ設ケ其合格者ニ限リ開業免許状ヲ授与」することを求めるもので、漢方存続運動と軌を一にするものであった。この要求に明治政府は、「もし試験を行えば盲人たちはこれに応ずることが出来ず徒法に帰すとしてこれを握りつぶした」（「参考文献」の10）より引用）。

６．盲人鍼按専業運動

　この間も強まりを見せていた鍼按規制に対抗するため、明治34年（1901年）に設立された「盲人医学協会」（後の盲人鍼按協会）は、板垣退助（明治33年に政界を引退）を顧問に迎え、盲人鍼按講習所

第2章2節　理療教育の歴史的変遷

の建設など業者・徒弟の再教育と業の啓蒙を目指した活発な活動を展開した。しかし、鍼灸業への規制強化と増え続ける晴眼按摩業者による盲人の窮乏は、教育と啓蒙の努力だけでは解決し得ない新たな政治的課題を盲人運動に提起することになる。

すなわち、この危機を社会問題として捉えた盲人鍼按協会は、板垣退助、高木正年（盲人初の衆議院議員）らの社会改良派や三宅秀らインテリ層の支持と、西本願寺の参加・協力を得て2度にわたり東京で全国盲人大会を開催し、盲人の保護及び鍼按専業要求を掲げた政治運動を展開した。

まず、明治36年（1903年）には東京の築地本願寺（京都・西本願寺が本山）で全国盲人大会を開催し「鍼按ヲ盲人ノ専業トスルノ件」を決議した。盲人鍼按協会の運動は明38年（1905年）の2月に奥野市次郎（立憲政友会）他1名による「盲人保護ニ関スル県議案」の衆議院提出を機に高揚期を迎えた。

建議案の骨子は、盲人保護のために「鍼按二業ハ一定ノ法規ノ下ニ盲者ニ限リ特ニ之ヲ免許スヘシ」として、「此貴重ナル社会問題ノ解決ヲ怠リ、此貴重ナル慈善、博愛、平等、人道ニ適合シタル問題ノ解決ヲ誤ルト云フコトガアリマシテハ、殊ニ取返シノナラヌ千載ノ恨事デアルト確信ヲシテ居ル次第」というものであった。

奥野の言う「一定の法規」とは試験による免許制を意味し、鍼按業独占による盲人の保護とともに盲人自身にも学術・技能の向上の努力を課するものであった。この要求に対し、ときの衛生局長久保田静太郎は、①晴眼者の営業まで制限するだけの理由があるか、②盲人専業とすることで鍼按の技術進歩を妨げる憂いはないかなどを挙げ慎重な態度を示した。この建議案は衆議院で可決されたものの貴族院で否決されている。

これを受けて、建議の貫徹を期すべく同年4月に東京神田青年館に千余名を集めて全国盲人大会が開催され、①一般衛生法を励行する事、②教育を奨励し日新の医学を修むる事、③専業案に関する各地共同運動を開始する事を決議した。

このように、盲人による鍼按専業の請願運動は、医学学習のための教育要求を実現するための制度要求に発展する可能性をも含んで

いた。第1回の全国盲人大会が築地本願寺で開かれた明治36年（1903年）に官立東京盲唖学校に、盲・聾教育の教員養成を目的とした「教員練習科」（現在の現筑波大学理療科教員養成施設）が設置されたが、こうした教育制度の保障を求める運動の脈絡でとらえることができる。

　帝国議会への請願運動はその後の一時期停滞するが、日露戦争後の経済不況の要因もあって再び高揚する。この期の運動は、それまでの社会改良派の人々や宗教界の慈善事業に加えて、盲聾教育界の運動とも結びつきながら進められた。すなわち、盲唖学校長や日本盲唖学校教員会による盲人保護法案〈全国共通免許制、盲唖学校卒業生無試験免許〉等の盲聾教育運動とも歩調を合わせつつ、日本盲人連合団（明治42年11月結成）を核とした按摩専業・試験免許制を内容とする取締規則改正の請願が毎年繰返された。請願件数は、衆議院で採択されただけでも明治43年（1910年）は38件、翌年は19件にのぼる。

　こうした運動を背景に、全国各地に盲唖学校を設立する気運が一段と醸成された結果、明治39年（1906年）からの6年間で新たに25校が建設され、明治44年（1911年）時点の盲唖学校数は55校に増えている。内務省の全国盲人調査（表2）でこの間における盲人の調査人口に占める生徒・徒弟数の割合をみると0.5%から3.2%に大幅に伸びているが、盲唖学校数の増加が主な要因と推察される。また、

表2　全国盲人調査（内務省）－明治38年と明治44年の比較－

職業	明治38年（1905年）		明治44年（1911年）	
	人数	構成割合	人数	構成割合
按　　　摩	18,201	25.8%	21,535	31.2%
鍼　　　術	4,587	6.5%	4,232	6.1%
灸　　　術	618	0.9%	713	1.0%
歌舞・音曲	4,706	6.7%	4,033	5.8%
落語・講談	246	0.3%	257	0.4%
そ の 他	9,159	13.0%	9,897	14.4%
無　　　職	32,603	46.2%	26,040	37.8%
生徒・徒弟	386	0.5%	2,237	3.2%
調 査 人 数	70,506	100.0%	68,944	100.0%

（引用・参考文献10）より作成）

同表からは無職が著減（46.2％→37.8％）した一方で、按摩・鍼術・灸術に就く者の割合（合計）が33.2％から38.6％に大幅に増えているのが見えるが、この間の盲人らによる鍼按専業ないし教育要求運動の成果の反映と解される。

7．営業取締規則の成立と鍼按教育の発展

　全国に広がりを見せた盲人運動に対し政府は、鍼按専業による弊害等を理由にこれを退けながらも、試験制度と盲人保護制度の必要を認め、鍼按業に関するわが国初の中央法制となる「按摩術営業取締規則」（明治44年内務省令10号）と「鍼術灸術営業取締規則」（明治44年内務省令11号）が制定・公布された（明治45年1月1日施行）。

　両規則では、鍼術、灸術、按摩術を営業しようとする者に対し、試験合格証書か地方長官（後の都道府県知事）が指定した学校・講習所の卒業証書を添えて長官（東京では警視総監）に願い出ることにより、免許鑑札（営業許可証）を受けられることが定められた他、違法業者への業務禁止規定や広告制限規定を設けるなど、鍼按業の資質向上と近代化を促す内容を多く含んでいた。この規則の施行により、鍼灸按摩の試験が年2回実施されるようになるとともに、看板等の広告を出して同業者が互いに切磋琢磨する業習慣が芽生えた。

　この規則で注目されるのは、盲人の鍼按専業要求を退けつつも、按摩に限り保護要求を一部受け入れる措置として、一般免許（甲種）の他、盲人にのみ乙種免許を設けたことである。すなわち、乙種免許に限り修業年限要件を2年以上（甲種は4年以上）に緩和するとともに、試験も簡易にする特例規定が盛り込まれた。このうちの修業要件特例の精神は、現在のあん摩マッサージ指圧師、はり師、きゅう師等に関する法律の第18条の2（後述）に引き継がれている。

　仮にこの規則で按摩だけであっても盲人の専業を認めていたならば、その後の業の発展はおろか、戦後の理療教育の誕生を見ることさえ叶わなかったにちがいない。按摩業の視覚障害者専業政策をとる韓国で「按摩」は差別の対象になっている側面が強く、その身分や免許制度は確立していない。この現状にかんがみれば、盲人の鍼

按専業要求に否定的態度を貫いた明治政府の洞察は評価されて然るべきだろう。なお、盲人の按摩専業を骨子とした「盲人保護法案」は大正2年と昭和5年にも帝国議会に提出されているが、当時の政府もまた同様の姿勢を貫いた。

営業取締規則でもう1つ注目されるのは、附属令として出された「按摩術鍼術又ハ灸術学校若ハ同講習所ノ指定ノ標準ノ件」（明治44年内務省訓令631号）である。鍼按科を置く盲唖学校の数は同規則公布年、すでに50校を超えていたが各校の教育内容は未だ不統一のままであった。

この附属令は、そうした課題を改善すべく、鍼按教育を行う学校・講習所が備えるべき要件（修業年限、施設・設備、科目、教員等）の基準を示したもので、その後の鍼按教育の質を大きく向上させる牽引役を担うとともに、この基準を満たした学校卒業者には無試験開業の免許鑑札を授与することとした。戦後に公布された「あん摩師、はり師、きゅう師、柔道整復師学校養成施設認定規則（昭和23年文部、厚生省令第1号）」（現・あん摩マッサージ指圧師、はり師及びきゅう師に係る学校養成施設認定規則）の源流である。

こうして近代化への歩みを始めた鍼按教育は、大正12年（1923年）の「盲学校及聾唖学校令」（大正12年勅令第375号）の公布（盲と聾唖の分離、道府県立盲学校・聾学校の設置義務制、中等部設置）をもって盲学校鍼按科は中等部（4年制）の正規課程として再整備され、昭和戦後期まで継続された。とはいえ、徒弟制が認められていたので、師匠の私宅に住み込んで2年以上の修業を積んだ後に試験を受ける視覚障害者が未だ多数を占めた時代であった。

8．マッサージ教育の導入と展開

鍼按教育の近代化の息吹は、当時、西欧で隆盛していた「マッサージ」を正規教科に積極的に取り入れようとする学校の動きの中に見て取ることができる。

マッサージ療法は、明治18年（1885年）に欧州の医事制度視察から帰国した橋本綱常（軍医総監）によってわが国に紹介された。そ

第2章2節　理療教育の歴史的変遷

のとき持ち帰った書籍は「臨床医学各種訓練におけるマッサージ及びその応用」Die Massage und ihre Verwendung in den verschiedenen disziplinen der praktischen（ライプマイヤー著）である。邦訳本は第5版で、明治28年（1895年）に「泰西按摩新論」（足立寛訳、長瀬時衡補訂）として出版された。これより先、明治24年（1891年）には、東京盲唖学校鍼按科の卒業生、富岡兵吉（全盲）が帝国大学付属医院の「按摩方」に採用され、わが国における病院マッサージ師の先駆けとなった。翌明治25年（1892年）には東京盲唖学校技芸科の後期課程でマッサージ教育が開始され、ライプマイヤーの第2作となる「マッサージのテクニック」Die Technik der Massageの講訳資料が授業に使用されている。この原書を長瀬時衡が「來氏按摩術」として翻訳・出版する前年にあたる。また、明治30年（1897年）には、岐阜訓盲院が「THE ART OF MASSAGE」（J.H.KELLOGG, 1885）を「ケルロッグ按摩学」として教科指導用に日本語訳している。

　余談ながら、1895年版に出版された「THE ART OF MASSAGE」の初版本（筆者蔵）の「マッサージの歴史」の項には按摩業を営む水戸在住の盲人のスナップ写真が2枚掲載されている。1枚は白杖を路上について按摩を流している様子（**図2**）、もう1枚は、横臥した婦人の背後に坐して腕を揉んでいる場面（**図3**）である。ケロッグの名著を介して日本における按摩の

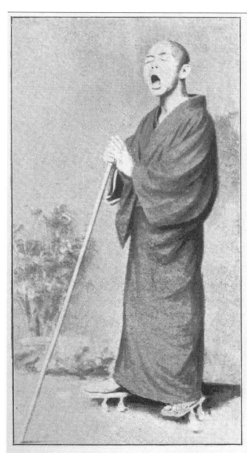

図2　盲人按摩の流しの風景
「THE ART OF MASSAGE」
（「参考文献」13）より引用）

理療教育学序説

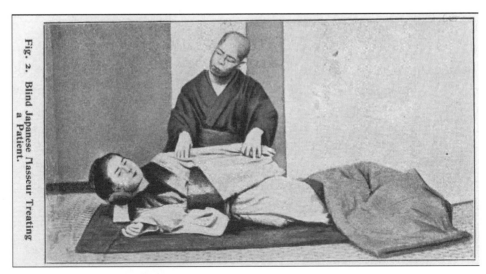

図3　揉み療治の風景.「THE ART OF MASSAGE」
（「参考文献」13）より引用）

職業事情が世界に流布したことを思うと感慨深い。
　閑話休題（それはさておき）、マッサージを鍼按教育の正規教科に導入する学校が増えつつあった中、明治41年（1908年）には、東京盲唖学校から出されていた卒業学年のマッサージ実地練習要請が、東京帝国大学医科大学付属医院で許可されている。これを皮切りに、慶應病院、東京養育院でも同様の実習が始められたようである。また、大正14年（1925年）の5月には、東京盲学校中等部鍼按科の実習施設として「マッサージ治療室」が設置され外来臨床の先駆をになった。
　一方、明治43年（1910年）から昭和20年（1945年）まで日本の統治下におかれた朝鮮半島においても、朝鮮総督府済生院盲唖部盲本科3年課程（大正2年から生徒募集を開始）の第3学年の教育課程に「マッサージ(全身)」が見える。「鍼術(捻刺鍼法)」と併せて週12時間の実技教練が組まれている。また、盲本科2年生以上の放課後には按摩外来実習も行われていた。おそらくは、明治28年（1895年）から日本統治下にあった台湾に開設された台南慈恵院教盲部（明治33年設立）でも同様のマッサージ教育が行われていたものと思われる。

第2章2節　理療教育の歴史的変遷

再び余談。朝鮮総督府盲唖部における按摩実習に際しては、普通按摩業者の約半額が報酬として生徒に与えられていた。そのため、在学生の中には卒業までに数10円の貯蓄をなす者もあり、済生院が実施した大正12年の実収入調べには「平均額20円30銭」が見えている。

話を戻す。以上のような状況から推し量ると、マッサージ教育は、明治末期から大正にかけて全国の盲学校鍼按科に広く普及していたことがうかがえる。

こうしたマッサージ教育の充実は、医療現場の人材需要に応える側面を持ちつつ、整形外科等における物理療法の普及向上に寄与する役割を果たした。結果として、卒業後の進路に「病院マッサージ師」という新たな医療職がひらかれ、その分野に就職する者は全国的な広がりをもって徐々に増えていった。このことは、盲人の社会的地位の向上や直面する職業問題の改善を図る観点からも大きな意義を持つものであった。

9．鍼灸学校の誕生と展開

戦前における晴眼者のはり師、きゅう師、あマ指師の養成は、私立学校令（明治32年勅令第359号）に基づき、地方長官（知事）の認可を受けた民間の私立学校や講習所で行われていた。これらの学校等では創立者自らが教材を作成し教鞭を執る私塾的な経営が一般的であったから、鍼術灸術営業取締規則による免許鑑札試験の無試験指定校が多かった盲唖学校鍼按科との比較において、教育内容、施設・設備等の面で総じて遅れをとっていたことは否めない。

この中で、鍼灸学校の知事認可を最初に受けたのは「鹿児島鍼灸学校」（現、鹿児島鍼灸専門学校）であった。明治43年（1910年）に同市内に開設した鍼灸講習所を前身とする私立学校で、明治45年（1912年）に鹿児島県知事谷口留五郎より認可されている。創立者で教鞭を執った久木田伊助は、薩摩藩主島津家に奉じた御典医の一人であった。

現存する学校で、鹿児島鍼灸学校に続いて起こったのは、昭和2

年（1927年）に坂本貢が東京新宿四谷に開講した「東洋温灸医学院」である。現在の東京医療専門学校の前身に当たる。同学院は「東京高等鍼灸医学校」に改称した後、昭和6年（1931年）に知事認可を受け、昭和14年（1939年）には鍼術灸術無試験開業の指定校に、さらに翌年には按摩術無試験開業指定校になっている。

　次いで昭和5年（1930年）に「明治鍼灸学校」が開校している。現在の明治東洋医学院専門学校の前身で、その起源は山崎直文が大阪に創立した「山崎鍼灸学院」（大正14年）である。翌年（昭和6年）には、医学博士の兵藤晋平により「名古屋鍼灸学校」が創立された。さらに昭和10年（1935年）、「日本高等鍼灸学院」が柳谷素霊によって創設された。現在の東洋鍼灸専門学校で、昭和2年（1927年）に開講した「素霊鍼灸塾」が前身である。また、昭和15年（1940年）には吉田久庵（3世）が「吉田鍼灸医学校」を開設している。現在の東京医療福祉専門学校で、その起源は明治40年（1907年）に開かれた「東京鍼按灸治会付属講習所」であった。

　箕輪らによると、この他にも、主に晴眼者を対象とした鍼灸学校として次のような民間私学10数校の実存が確認されているが、戦災等により戦後までに廃校となっている。

　関西鍼灸学院（大阪：明治44年）、大阪繡深鍼灸学校（大阪：明治44年）、広島鍼灸学校（広島：大正13年）、熊本県鍼灸学校（熊本：大正13年）、福井鍼灸学校（福井：大正14年）東京鍼灸電療学校（東京：昭和6年）、東京鍼灸医学校（東京：昭和6年）、小倉鍼灸学校（福岡：昭和6年）、鶴嶺鍼灸学校（鹿児島：昭和8年）九州鍼灸学校（長崎：昭和11年）など。

　なお、日本指圧専門学校の前身となる「日本指圧学院」も浪越徳治郎によって昭和15年（1940年）に創設されているが、この頃「指圧」は療術行為取締規則（昭和5年東京府警視庁令第43号）の規制を受けていたため、同学院は按摩術営業取締規則が及ぶ学校ではなかった。あん摩マッサージ指圧師養成施設として認可されたのは指圧法制化（昭和30年）の跡の昭和32年（1957年）である。

理療教育学序説

第2章 理療教育の歴史的変遷
昭和戦後期～現在
3節

筑波技術大学　准教授　藤井　亮輔

1．鍼灸存廃問題と営業法の成立

　昭和21年（1946年）3月、連合国総司令部（GHQ）の要請によりアメリカ合衆国から第1次教育使節団が訪日し戦前の立法で行われていた教育制度の調査が行われた。その報告書（同年3月30日）を受けて、民主主義を基調とした教育制度に学制を改革する作業を行うための教育刷新委員会管制が同年8月に公布された。盲・ろう教育界では、国立東京聾唖学校校長、川本宇之助が委員に発令され戦後における特殊教育の基礎づくりの作業が始まる。

　当時の特殊教育界の共通の悲願は就学義務制の実現であり、全国盲学校長会、全国聾唖学校長会、日本教職員組合特殊教育部会が一体となった推進運動が展開された。文部省もこれに応えて、義務制実施準備委員会を組織して実現に向けた取り組みを進めるとともに、同年10月1日に実施された臨時国勢調査に便乗する形で盲・聾唖児数の調査を行っている。

　このように慌ただしく特殊教育が動き始めた途上で、明治期の楽善会訓盲唖院に起こった鍼灸教育危機をしのぐ一大事態が勃発し業界・盲界を震撼させた。「マッカーサー旋風」と呼ばれる鍼灸存廃問題である。発端は、厚生省が按摩、鍼灸、柔道整復等の営業に関する法律素案をGHQに示したことに始まる。

　すなわち、昭和22年法律第72号（日本国憲法施行の際現に効力を有する命令の規定の効力等に関する法律）の第1条が定めるところにより、按摩術・鍼術灸術に関する営業取締規則（昭和21年厚生省令第28号）は昭和22年12月末日をもって失効することになっていた。そこで厚生省は、これを命令に代えて按摩、鍼灸、柔道整復等の営

業に関する法律を制定するべく、その素案を国会提出に先立ってGHQに伺いをたてたのである。

　するとGHQは、盲人が医療行為に携わることや東洋療法自体を疑問視し、同年9月23日、「按摩・鍼灸は全面的に廃止するのが望ましい。仮にこれを医療制度の中に残すのであれば存続理由を10月2日（5日までの期限延長が認められた）までに提出せよ」と指令したのである。

　厚生省は、これを厚生大臣の諮問機関である医療制度審議会に諮問したところ、9月28日付で、おおむね以下のような内容の答申が厚生大臣に示された。

　すなわち、「鍼、灸、按摩、マッサージ、柔道整復術、医業類似行為営業については、人体に関するものであるから、本来はすべて医学上の知識の十分な医師をして取り扱わせるのが適当であると考える。しかしながら、これらの中には、医療の補助手段として効果のあると考えられるものがあり、また科学的に更に究明せらるべき余地のあるものもあるので、これらについてさしあたり左記のごとく取扱うのが適当」とした上で、以下、4項目を示した。

①　鍼灸、按摩、マッサージ、柔道整復術営業者はすべて医師の指導の下でなければ患者に対してその施術を行わしめないこととすること。

②　鍼、灸営業については、盲人には原則として新規には免許を与えないものとすること。

③　柔道整復術営業については、原則として新規には免許を与えないものとすること。

④　いわゆる医業類似行為はすべてこれを禁止すること。（以上、「参考・引用文献」の16）より引用）

　この答申に端を発して、全国鍼灸按摩マッサージ師連盟、全国盲学校長会、日本盲教育会、全国の盲学校生らが決起し、生活権と業権の擁護を掲げた鍼灸存続運動が展開された。この間、当時、三重県立医学専門学校（現、三重大学医学部）の校長職にあった石川日出鶴丸博士はGHGから三重軍政部に派遣されていたワイズマン軍医大尉に鍼灸の科学性を説明し、当局に建白書を提出している。

こうした反対運動を受けて厚生省は、按摩等の施術が長い伝統をもち医療に一定の役割を果たしていることにかんがみ、按摩等4業種に限り医療制度の外側において制度的に認める一方で、免許を受ける資格を相当引き上げ資質の向上を図ることとした。GHQもこれを受け入れて「鍼灸は禁止せず」を通知したことで、60数日にわたって斯界に吹き荒れた旋風は沈静化したのである。

　このような経緯を経て、「あん摩、はり、きゆう、柔道整復等営業法」（以下、営業法と略す）は、昭和22年12月3日、第1回特別国会に提出され、同月7日に成立、同年12月20日法律第217号として公布された。

　この短期間の内に解決に向けて事態が急展開した背景を考えるとき、上記のような業界・教育界の動きとは別に事態打開を摸索したもう1つの流れを想起する必要がある。ヘレン・ケラー女史と岩橋武夫（日本ライトハウス創始者）の系譜である。

　この間の10月と11月、岩橋武夫は「犬馬の労」と謙遜しているが、大阪から3度上京しGHQの担当部署である公衆衛生福祉局（PHW）に赴いてじかに事態打開の談判を重ねている。こうした交渉を通して情勢の厳しさを肌で感じた岩橋は、深い交友のあったヘレン・ケラー宛に日本の盲人の危機を手紙で報せたと伝えられる。この報せを受けたヘレン・ケラーは、鍼灸を禁止する方針の即時撤回を求める書簡を旧知のダグラス・マッカーサー連合国軍最高司令官に送付したとされる。

　1次資料は確認できていないが、この書簡が事態の展開に少なからず関与したことは想像にかたくない。そう仮定すると、ヘレン・ケラーと岩橋武夫の愛盲精神に裏打ちされた果敢な行動と、ダグラス・マッカーサーを含む3人の運命的な結びつきがなかったならば、盲人の鍼灸営業と鍼灸・あん摩教育（＝理療教育）の道は絶たれていた可能性が高い。

2．理療科の発足と変遷

　営業法は昭和23年（1948年）の1月1日に施行された。これによ

第2章3節　理療教育の歴史的変遷

り、旧来の営業免許が、その第1条で「あん摩師」「はり師」「きゅう師」という身分免許（免許権者は都道府県知事）に改められた他、徒弟制を廃して学校卒業者にのみ都道府県知事試験の受験を認める制度（第2条）に変更された。

同時に、この法律の附属法令として、①あん摩、はり、きゅう、柔道整復営業諮問委員会規程（昭和23年政14号）、②あん摩、はり、きゅう、柔道整復等営業法施行規則（昭和22年厚令37号）、③あん摩師、はり師、きゆう師、柔道整復師学校養成施設認定規則（昭和23年文・厚令1号、以下、認定規則と略す）が相次いで制定された。

上の①は、中央及び地方の諮問委員会に関する細則を、②は免許、試験科目その他試験に関する事項と施術所に関する事項を、また③は、学校・養成施設が備えるべき要件、認定申請の手続き、教育課程等をそれぞれ定めていた。

この営業法と認定規則の恩恵ともいうべき「理療科」が全国の盲学校に設置されたのは、いまだ焦土の残る昭和23年（1948年）4月のことであった。

理療科は、高等部に置かれた本科3年と専攻科2年の中卒5年課程で、このうちの本科は新生職業高校の体裁をとっていた。すなわち、本科では高等学校の卒業認定に必要な普通科目とあん摩師試験の受験に必要な理療科目が同時に履修できるカリキュラムが組まれたのである。また、専攻科の課程では、はり師試験ときゅう師試験の受験に必要な専門科目が履修できた。一方、5年課程とは別に、あん摩業への早期就業を望む者のための別科（中卒2年課程）も併置されたことで、多様なニーズを抱える盲人にとって、修学の環境は格段に改善されたのである。

昭和26年（1951年）には、現行法が身分法であることを明らかにするため、営業法は「あん摩師、はり師、きゅう師及び柔道整復師法」（以下、あん摩師等法と略す）に改められた。その後、昭和28年（1953年）には、高卒人口の増加を背景に法改正が行われ、高卒者に限り修業年限が、あん摩単科は2年以上、はり・きゅう2科は2年半以上、あん摩・はり・きゅう3科は3年以上に改められた。

この改正を機に、高卒者を入学資格とする専攻科3年制の理療科

を新設する盲学校が出始め、旧来の専攻科を第1部、新設の専攻科を第2部と通称するようになった。この専攻科の複式制は昭和52年（1977年）3月まで続く。

　この間の昭和45年（1970年）、厚生大臣の諮問機関、あん摩、はり、きゅう、柔道整復中央審議会（以下、中央審議会と略す）が「あん摩マッサージ指圧師の養成を一律高卒2年以上にすべき」の答申をまとめている。これを受けて文部省は以下のような改革に着手した。

　すなわち、昭和48年度実施の学習指導要領において、中卒課程の教科名を「保健理療」に改めた上で、その学習目標を「国民の健康の保持増進に寄与する能力と態度を養う」とした。教科「理療」の学習目標には「国民の健康の保持増進及び疾病の治療……」のままであったから、この改訂はあマ指師の免許者を「保健施術」を行う者と「治療施術」を行う者に類別した点で大きな意味を持っていた。

　すなわち、『理教連二十年史』などの資料をひもとくと、入学者の適性に柔軟に対応できるようにするために、「保健マッサージ師」（仮称）という新たな身分を視野に入れていた関係者の意図が見て取れる。

　この改革では、専攻科理療科の2年課程（第1部専攻科）を昭和51年度末をもって廃止する措置（大臣告示）を併せて講じたため腹式だった専攻科は一本化され、理療教育制度は昭和52年度から「本科保健理療科」（中卒課程）と「専攻科理療科」（高卒課程）に改組された。とはいえ、あマ指師、はり師、きゅう師の養成は、法律の上では未だ中卒課程であり、それが高卒に格上げされるのは、あん摩師等法の抜本改正（昭和63年）を待たねばならなかった。

　昭和63年（1988年）に改正された、「あん摩マッサージ指圧師、はり師、きゅう師等に関する法律」（以下、あはき法と略す：1990年施行）は、あマ指師、はり師、きゅう師の資質向上を趣旨としていたから、試験の実施者と免許権者を都道府県知事から厚生大臣に改めるとともに、各履修課程の修業年限を一律、高卒3年以上とする措置がとられた。

　ただ、関係団体間で最後まで意見の合意を見なかったのは、①中

途失明者の取扱い（中学校卒業者の養成コースを残すかどうか）、②はり、きゅう2科併科及びあん摩、はり、きゅう3科併科の修業年限をどうするかであったが、これらの問題について関係団体は、①については、資質向上の法の趣旨に反すること、大量の国家試験不合格者を産む懸念があることを理由に中卒課程の廃止を求めた。また②について全国盲学校理療科教員連盟（現日本理療科教員連盟）は資質向上の趣旨から理療科の4年制を主張した。

　これに対し文部省は、①強度の視力障害者には高等学校教育を受けていない者が相当数いることや盲教育の特性等を考慮し、当分の間、特例措置として中卒者養成課程を残すこと、②3科併科の修業年限については、視力障害者の特例措置による中卒者課程は5年以上とするほかは、学識経験者等により今後検討することを通告し、一応の決着をみた。

　こうして、視覚障害者に限り中卒者の養成を認める特例条項（法18条の2）が設けられたため、高等部の本科には引き続き保健理療科が残ることになった。ただし、旧法の保健理療科は「中卒2年以上」の法の本則に位置する課程であったのに対し、改正法で残った本科の「保健理療科」は、同称ながら、法の本則が高卒3年以上である点において本質的には別次元の特例課程であることに留意を要する。

　なお、「盲学校」の名称は、学校教育法の改正に伴い平成19年度から、ろう学校、養護学校とともに「特別支援学校」に改称された。

3．中途失明者に対する理療教育

　盲学校とならんで戦後の理療教育を担った機関に「光明寮」がある。光明寮は、学校教育法に位置する盲学校とは別に、国立光明寮設置法に基づく失明者更正施設として中途失明者の福祉向上を目的につくられたが、その理療教育部では盲学校の理療科と同等の教育が行われている。以下、その沿革を概説する。

　戦中戦後にかけて民間が運営していた失明軍人のための更生施設は、国立光明寮設置法の施行（1948年）に伴い国営に改められた。

国立光明寮は、一般の失明者にも門戸を開いた施設として東京都（阿佐ヶ谷）と栃木県（塩原）に開設された後、順次、神戸、函館、福岡に「国立光明寮視力障害センター」の名称で設立された。昭和54年（1979年）になると、国立身体障害者リハビリテーションセンター（現国立障害者リハビリテーションセンター）が発足し、東京視力障害センターは同リハビリテーションセンターの更生訓練部門に統合された。

　さらに、障害者自立支援法（現障害者総合支援法）の施行（2006年）により、各センターは身体障害者福祉法に基づく更生訓練施設から、同支援法に基づく「就労移行支援（養成施設）・理療教育」（以下、就労移行支援施設と略）の指定を受けることとなり、平成20年（2008年）10月から、理療教育部は就労支援部に改められた。さらに、函館、塩原、神戸、福岡の各センターは、平成22年（2010年）の国立援護施設再編に伴い、国立障害者リハビリテーションセンター自立支援局の所管となった。

　就労移行支援施設に移行後、各センターでは、利用者負担金の増額等を背景に利用者離れが顕在化するが、とくに減少が著しかった中卒課程は、国立障害者リハビリテーションセンターへの統合・一元化を余儀なくされた。統廃合の波は塩原視力障害センター本体にもおよび、平成24年度をもって同センターは65年の歴史に幕を下ろすことになった。

　なお、「就労移行支援（養成施設）・理療教育」の課程は、学校教育法上、専門学校（高等教育機関）に属していることから、同課程修了者には、他の鍼灸専門学校等の卒業生と同様、「専門士（医療分野）」の称号が1996年度から付与されている。

4．晴眼学校新設の動機とその波紋

　戦後、盲学校に理療科を誕生させたあん摩師等法と附属令の認定規則は、晴眼者を対象とした厚生大臣認定のあん摩師・はり師・きゅう師養成施設の設立を促す力にもなった。

　まず、昭和22年（1947年）に「東北高等鍼灸学校」（現、赤門鍼

第2章3節　理療教育の歴史的変遷

灸柔整専門学校）が仙台市に校舎を建設し、翌年「東北高等鍼灸整按学校」に改称して厚生大臣の認可を受けている。修業年限は按摩科2年、鍼灸科5年、柔道整復科4年であった。

　次いで昭和23年（1948年）、「佛眼厚生学校按摩科」（現、京都仏眼鍼灸理療専門学校）が設立されている。昭和6年（1931年）に失明者の鍼按教習所として発足した「仏眼会館」が前身である。同じ年（昭和23年）、大阪接骨学校（昭和7年創立）を前身とする「大阪鍼灸マッサージ学校」が設立され、「大阪高等あん摩学校」「雪岡鍼灸専門学校」と校名変更を重ね、現在の「大阪行岡医療専門学校」となっている。翌昭和24年（1949年）には戦前に設立された日本高等鍼灸学院（前述）が「拓殖大学付属正明中学校・高等学校理療科」に改称して再出発した。同校は昭和32年（1957年）に東洋鍼灸専門学校として独立し、現在に至っている。更に、昭和28年（1953年）には「東京衛生学園」（東京衛生学園専門学校）が設立されマッサージ師科と准看護婦科が設置された。

　その後、主に晴眼者を対象としたあはき師養成学校（以下、晴眼学校という）の設立は昭和31年から34年にかけて集中するが、その校名のみを紹介する（括弧内は現在の学校名）。なお、これらの中には専門学校の名が見えるが、あはき師養成施設が制度に則った「専門学校」に昇格するのは昭和51年に専修学校設置基準（昭和51年文部省令2号）が公布されて以降である。

　日本中央鍼灸専門学校（日本鍼灸理療専門学校）、香川県指圧学校（四国医療専門学校）、長生学園、日本マッサージ学校（国際鍼灸専門学校）、関西鍼灸柔整専門学校（関西医療学園専門学校）、日本指圧学院（日本指圧専門学校）、湘南マッサージ学院（湘南医療福祉専門学校）、豆相マッサージ学校（東海医療学園専門学校）、明治鍼灸専門学校（昭和26年に廃校となった明治鍼灸学院が昭和34年に改名して再建。現、明治東洋医学院専門学校）

　このように、昭和30年代初頭に設立された晴眼学校には、マッサージ・指圧ないし理療を冠した校名が多い。このことと医業類似行為業者の戦後処理をめぐる複雑な政治的事情とは無縁ではない。その関係については後で詳述するが、端的に言えば「晴眼あん摩師」の

養成需要を増大させた社会情勢の変化が誘因であった。そうした需要の受け皿を担う意図を設立の主たる動機としていた点に、この時期に起こった新設校の特徴を見ることができる。

ただ、晴眼学校の急速な増加は、あん摩業を生業としていた盲人業者の動揺と反発をまねき、視障者団体の対晴眼学校運動や盲人あん摩専業論を刺激した。こうした波紋が広がる中、厚生省は、中央審議会の要望に沿う形で昭和34年以降、晴眼あん摩学校の新設と定員増を抑制する措置を採ることになる。

この時期につくられた晴眼学校の中には設立後の一時期、入学者に視障者を含めるところが少なくなかったという。創立者が視覚障害当事者の学校にそうした傾向が強かったことは想像に難くないが、厚生省の意向が少なからず働いたともいわれる。

昭和30年代初頭は、こうした晴眼学校と視障者の双方向の関係性が一部とはいえ成立し得た時代だったが、専門学校として晴眼学校が名実ともに確立し規模が拡大していく過程で、「晴眼者対盲人」という明治以来の本質的な構図がしだいに先鋭化する。とくに、カイロプラクティック学校を前身とす鍼灸専門学校のあん摩師課程の設置計画は、盲学校の一部の教職員組合や理療教育関係者の対晴眼感情を刺激し、昭和50年代後半から60年代初頭を高揚期とする対立的な緊張関係時代の端緒となった。

こうした不毛の関係に終止符を打つべく、東洋療法学校協会と日本理療科教員連盟が共同で「あはき教育研究懇話会」(後に、日本鍼灸手技療法教育研究会と改称)を立ち上げた平成14年(2002年)以降、両者の関に共存共栄の気運が高まり、現在に至っている。

5．鍼灸大学の誕生と発展

鍼灸師の資の向上を求める世論を背景に、わが国で初めてとなる鍼灸師養成のための高等教育機関「明治鍼灸短期大学鍼灸学部」が昭和53年(1978年)、学校法人明治東洋医学院が母体となって京都府に開学した。同短大は「明治鍼灸大学」の開学(昭和58年)に伴い昭和62年(1987年)に発展的に解消した。同大学はその後「明治

国際医療大学」（平成20年から）に校名を改めたが、この間の平成3年（1991年）に大学院鍼灸学研究科修士課程を、続く平成6年（1994年）には博士後期課程を設置し、わが国における鍼灸学術研究の殿堂となった。

　一方、昭和62年（1987年）10月に国立学校設置法等の一部を改正する法律（昭和62年法律5号）が公布され、視障者と聴覚障害者を対象とするわが国初の高等教育機関として筑波技術短期大学が設置された。その視覚部に鍼灸学科が設置されるのは平成3年（1991年）のことである。同短大は平成18年（2006年）、「国立大学法人筑波技術大学」の開学に伴い発展解消するが、この間の平成22年（2010年）、大学院技術科学研究科修士課程を設置し、鍼灸学修士を輩出している。

　その後、鍼灸師を養成する大学の開学が相次ぐが、上記2校を除く大学名を学部名（学部を持たない大学は校名のみ）とともに紹介する。

　東京有明医療大学保健医療学部（東京都）、帝京平成大学ヒューマンケア学部（東京都）、常葉大学健康プロデュース学部（静岡県）、鈴鹿医療科学大学鍼灸学部（三重県）、関西医療大学保健医療学部（大阪府）、森ノ宮医療大学（保健医療学部）、宝塚医療大学（兵庫県）、倉敷芸術科学大学生命科学部（岡山県）、九州看護福祉大学（熊本県）、九州保健福祉大学社会福祉学部（宮崎県）

6．教員養成機関の誕生と展開

1）盲学校の教員養成

　すでに述べたように、盲亜学校鍼按科で教える教員の養成機関は、盲・聾教育の教員を養成する目的で発足した東京盲唖学校教員練習科の一課程として明治36年（1903年）に設置された。同練習科は明治43年（1910年）に東京盲学校の「師範科」に昇格している。

　これより先、わが国初の教員養成機関として官立の「師範学校」（明治35年、東京高等師範学校に改称）が明治5年（1872年）に設立されている。次いで、明治23年（1890年）には「女子高等師範学

校」(明治41年、東京女子高等師範学校に改称)が創立されたが、前者は現在の筑波大学、後者はお茶の水女子大学の前身である。その後、明治30年(1897年)の師範教育令により各道府県に小学校の教員養成のための師範学校が置かれることになった。

東京盲学校の師範科はこの流れに倣ったものであったが法令上に明示されるのは大正13年(1923年)である。すなわち、「盲学校及聾唖学校令」(大正13年4月1日施行)の付属令「公立私立盲学校及聾唖学校規程」(大正12年文部省令34号)に盲学校教員資格の要件を定めた第10条第1項に「東京盲学校ノ師範部甲種ヲ卒業シタル者」が見える。この規程の施行に伴い東京盲学校師範科は「師範部」に改名し戦後に引き継がれていく。

戦後の学制改革の一環で、盲学校の新制理療科の教科担当教員の免許状は一般の教員免許状と同等の普通免許状に改められたことは画期的であった。ただし、高等学校までの教員が新制大学の教育学部か学芸学部で養成されることになった中、理療科教員は医師免許者を除き、「文部科学大臣の指定教員養成機関」で養成されることになった(教育職員免許法施行規則第64条)。いわば特例枠での再出発を余儀なくされたのである。現在に至るまでの名称の遍歴がそのことを物語っている。

すなわち、東京盲学校師範部は昭和24年(1949年)に「国立盲教育学校」に改称した後、昭和26年(1951年)に「東京教育大学教育学部特設教員養成部」、昭和44年(1969年)に「東京教育大学教育学部理療科教員養成施設」となる。その後、昭和53年(1978年)に筑波大学に引き継がれ、「筑波大学理療科教員養成施設」(学内共同研究センターの1つ)に改称されて現在に至る。

2) 専門学校の教員養成

一方、専門学校(養成施設)で鍼灸等の教育に当たる教員の養成課程が法令で整備されるのは昭和50年代後半である。それまでは、医師・歯科医師・理療科教員等の他、あマ指師、はり師またはきゅう師免許を取得してから3年以上実務に従事した後、厚生大臣の指定した教員講習会(630時間)を修了した者でなければ教員資格を得ることはできなかった。このシステムは、まず免許取得後3年以

第2章3節　理療教育の歴史的変遷

上の実務従事者が専科認定講習（210～250時間）を修了すると東洋医学概論、経穴概論などの専門分野科目を担当できる。その上で、専科教員の実務に3年以上従事すると普通科教員認定講習の受講資格が得られ、これを修了してはじめて病理学を除くすべての科目の普通科教員資格が授与された。

これを理療科教員養成に倣って改善すべく昭和57年（1982年）に認定規則が改正され、認定基準（第2条）の教員資格要件に、「厚生大臣の指定した按摩鍼灸教員養成機関を卒業した者」が加えられて現在に至っている。

最初に厚生大臣の指定を受けた教員養成機関は東京鍼灸柔整専門学校（現、東京医療専門学校）である。昭和58年（1983年）に指定された。次いで、昭和60年（1985年）に明治東洋医学院専門学校、平成4年（1992年）に後藤学園専門学校が同課程の指定を受けている。その後、以下の5校が加わり平成26年現在8校を数えている。

大阪医療技術学園専門学校（平成18年）、平成医療学園専門学校（平成18年）、東京医療福祉専門学校（平成19年）、赤門鍼灸柔整専門学校（平成19年）、名古屋医専（平成20年）

7．医業類似行為の戦後処理と法19条

前記4で見たように、昭和30年代初頭、マッサージ・指圧あるいは理療を標榜する晴眼学校の設立が相次いだが、その背景には医業類似行為の戦後処理をめぐる社会的事情があった。以下、概要を述べる。

カイロプラクティック、整体、指圧などの療術業は医業類似行為として昭和23年1月1日以降、既得権者に対する例外を除き禁止されることとなった。一方、あん摩師等法が公布された昭和22年12月時点で医業類似行為業を3カ月以上営業していた業者については、生活権や既得権の観点から、法律施行後3カ月以内に一定事項を届け出た者に限り8年間の猶予を与え、昭和30年末日までにあん摩業に転業するか廃業かの選択を迫った。この措置で届け出た医業類似行為業者は1万4800人にのぼったが、全国療術師協会の強い抵抗に

より問題解決は困難をきわめた。

こうして昭和30年、あん摩師、はり師、きゆう師及び柔道整復師法（昭26年法律116号で改題）の一部改正（昭30年法律161号）が行われ、次の内容が盛り込まれた。

① 従来、医業類似行為としてきた指圧を法律上あん摩として取り扱う。

② 届出医業類似行為業者の禁止期限を昭和33年12月31日まで3年間延期する。

③ 同業者には昭和33年末日までは所定の学校等を卒業していなくてもあん摩師試験の受験資格を認め、併せて受験者に有利な特例を設ける。

この法改正を機に、指圧関係の届出業者を中心に相当数のあん摩師試験合格者をみたが全体としての届出業者の解決には程遠いものがあった。このため特例措置の期限を昭和33年（1958年）の改正法（昭和33年法律71号）で再び3年間延長した後、更に昭和36年（1961年）、法律229号で昭和39年12月31日まで三たび3年間の延長を図ることとなった。

この法改正で付された医業類似行為業者の処理に関する附帯決議を受けて開催された中央審議会は、昭和38年（1963年）の12月、厚生大臣に以下の3点を答申した。

① 視覚障害者保護のため、あん摩師を疲労回復等を行う「保健あん摩師」と医師の指示下で疾病治療に当たる「医療マッサージ師」に分け、前者は視障者のみに開業を認める。

② 疾病治療を目的とする医業類似行為は厳に排除することを前提に、無資格者が行っても有害とならないものとして厚生大臣が定める電気・光線等の器具・器械を用いて行う業を認める。

③ 無免許者の取締りを厳重に行うこと。

この答申の①については、視障者団体から出されていた按摩業専業化の要望に応えるものであったが、按摩業を2つの資格に分けるとしても両者の業務内容を明確に区別することが困難である等の理由から関係者間の意見一致をみなかった。

答申③の無免許者の取締りについては、昭和35年（1960年）の1

月に医業類似行為に関する最高裁判所の判決（あん摩師、はり師、きゅう師及び柔道整復師法違反事件判決）が出され、無届の医業類似行為業者でも人の健康に害を及ぼすおそれのない行為は法による禁止処罰の対象にはならない旨の判示がなされていた。これを受けて厚生省は、医学的にみて人体に少しでも危害を及ぼすおそれのある行為は禁止処罰の対象となる旨の医務局長通知（昭和30年医発第247号）を出した。前述答申の②と③はこうした背景の下になされたものである。

　この答申翌年の昭和39年（1964年）6月には第46回国会において議員提案で下記の内容を骨子とする法改正（昭和39年法律120号）が行われた。

　① あん摩師への転換を促すため「あん摩師」の名称を「あん摩マッサージ指圧師」に改める。
　② 視障者保護のため、あマ指師について、晴眼者と視障者の比率等を考慮し晴眼者対象の学校・養成所の認定、定員増の承認を行わないことができる。
　③ あマ指師の業務内容、免許については中央審議会で審議する。
　④ 届出医業類似行為業者の営業継続期限を撤廃し、その取扱いについて中央審議会で審議を行い、その結果を参酌して厚生大臣は必要な措置を講ずる。

　昭和30年代初頭に集中した晴眼学校設立の背景には、上述のような医業類似行為業者の戦後処理をめぐって増大した晴眼あん摩師の養成需要の変化があった。すなわち、法定期間（法施行後3カ月以内）に医業類似行為業の届出ができなかった業者や、正規の学校教育を望む届出業者等、按摩業への転業を求める業者を吸収する意図をもって設立された学校が多かった（前述）。

　こうした急速な晴眼学校の増加に伴う盲人業者の生活危機を回避する措置として、厚生省は、中央審議会の要望に沿い昭和34年以降、晴眼あん摩師学校の新設と定員増を抑制していたが、昭和39年（1964年）の法律120号において第19条（上記②の視障者保護条項）が制定・公布されたことで、厚生省の晴眼学校抑制方針は国策として徹底されることになる。

理療教育学序説

表1　あはき師学校養成施設定員数の推移

（単位：人、指数は四捨五入）

平成	あん摩マッサージ指圧師				はり師・きゅう師				あマ指師・はり師・きゅう師			
	厚労	文科	合計	指数	厚労	文科	合計	指数	厚労	文科	合計	指数
9	333	785	1118	100	635	240	875	100	1195	640	1835	100
10	333	809	1142	102.2	635	240	875	100	1205	636	1841	100.3
11	333	798	1131	100.2	635	240	875	100	1205	651	1856	101.1
12	333	793	1126	100.7	1265	240	1505	172	1205	646	1851	100.9
13	333	774	1107	99.0	2045	240	2285	261	1205	596	1801	98.2
14	333	779	1112	99.5	3214	240	3454	395	1205	592	1797	97.9
15	323	767	1090	97.5	3694	220	3914	447	1205	588	1793	97.7
16	323	765	1088	97.3	4444	369	4813	550	1233	568	1801	98.2
17	300	765	1065	95.3	4809	369	5178	592	1256	568	1824	99.4
18	280	757	1037	92.8	4899	369	5268	602	1276	568	1844	100.5
19	280	772	1052	94.1	5079	409	5488	627	1274	598	1872	102.0
20	280	772	1052	94.1	5309	409	5718	654	1229	598	1827	99.7
21	280	772	1052	94.1	5592	469	6061	693	1210	598	1808	98.5
22	280	764	1044	96.0	5151	539	5690	650	1196	590	1786	99.2
23	280	765	1045	96.1	5172	609	5781	661	1164	595	1759	97.7
24	280	757	1037	92.8	5057	549	5606	641	1184	595	1779	97.0
25	280	765	1045	93.5	5177	619	5796	662	1122	595	1717	96.6

（厚生労働省医事課が作成した資料を著書が一部改編・加筆した）

　表1に見えるように、あマ指師の学校・養成施設における平成9年（1997年）の定員数を100とした時の指数が横ばいから減少傾向に推移しているのは、この法19条の効力による。ただ、この数は名目であって実質は、あマ指師単科・あマ指師・はり師・きゅう師3科とも視障者数の減少を要因に減っている。したがって、晴眼者・視障者の実数比率はおおむね4対1にあり、徐々に晴眼者の数的優位の傾向が強まっている。表1で厚労省所管養成所の定員数が漸減しているのは、そうした視障者の減少を背景に募集を停止したり課程を廃止する施設が増えていることによる。

　なお、昭和39年法120号の規定（上記④）を受けて開催された中

第2章3節　理療教育の歴史的変遷

央審議会でも医業類似行為の取扱いについて進捗をみることができなかったため、昭和47年（1972年）に再度法改正（昭和47年法律99号）が行われ、医業類似行為の取扱いについて厚生大臣は、昭和49年末を目途に同審議会の審議結果を参酌し必要な措置を講ずることとなった。

　ただ、この中央審議会の報告書は公表されず、厚生大臣による措置も講ずることがなされないまま、今日に至っている。

8．変貌する鍼灸教育界の群像

　資質向上を旨とした改正あはき法が施行された平成2年（1990年）から10年を経ない間に、この趣旨を結果的にほごにしかねない鍼灸教育施策に関する重要な方針転換が2度にわたって行われた。1つは、鍼灸学校の新設抑制策から自由化路線への転換（平成10年）であり、もう1つは、教育課程の時間制から単位制への転換（平成12年）である。

　前者は、福岡地裁が下した「柔道整復師養成施設不指定処分取消請求事件判決」を直接の動機としており、後者は、平成3年（1991年）に始まる大学教育大綱化（大学設置基準等の弾力化）の延長線上に位置するものであったが、いずれも、国が進める規制緩和の流れをくむものであった。

　転換点となった両年をそれぞれの起点として、前者は、鍼灸学校の短期間における新増設の著しい集中を促し、鍼灸師の大量養成という量的変化を教育界にもたらした。一方、後者は、一部学校経営者のモラルハザードの存在によって、単位制がはらむ法の「抜け穴」を利用した速成的なカリキュラム編成による質的変化を鍼灸教育界にもたらした。

　この2つの変化は、互いに依存し重なり合いながら臨床力の未熟な大量の鍼灸師を市場に供給しつつ、医療倫理上およそ馴染まない「ダブルスクール」（鍼灸学校と柔道整復師学校を半日ずつ掛け持ちで受講する学習スタイル）で速成養成される「鍼灸柔整師」という、新たな業種の量産に拍車をかけた。

鍼灸学校と柔整学校間のダブルスクールは以前から一部に見られていたが、上記転換年以降、とくに平成25年度に「夜間週3日」を標榜する新設校が近畿厚生局に認可されるに及んで、ようやく、鍼灸教育の課題の根深さとその劣化の深刻さが斯界全体に意識されるようになった。

　この問題は、学校乱立がもたらした仁義なき生き残り競争を動機としてはいたが、根源的には、鍼灸・柔整界の倫理規範ないし自浄機能の脆弱体質に帰すべき課題を多分に含んでいた。以下、こうした「変貌」の結節点となった2つの変化の背景と課題について述べ、本稿のくくりとしたい。

1）量的変化について

　まず、表1を通覧していただきたい。はり師・きゅう師欄の厚生労働大臣所管施設の養成定員が平成12年（2000年）から加速度的に増えていることが分かる。平成9年（1997年）の数を100としたときの指数がピークの平成21年（2009年）に6.9倍余りになっていることから、この変貌が前述の福岡地裁判決以降にできた流れであることが分かる。

　この地裁判決前まで厚生省は、あん摩師の行う業との重なり合いへの配慮から、あん摩師等法19条（前述）の拡大解釈を裁量権で行使し、鍼灸師と柔整師の学校についても新設申請を認めてこなかった。この訴訟は、こうした国の視障者保護策によって柔整師養成施設の指定申請を取り消された福岡県内の学校法人が、これを違法として不指定処分の取消を求めて起こしたものであった。

　この裁判で福岡地裁は、柔整師法に定めのない学校の指定や定員に関する厚生省の裁量権を違法と断じ国もこれを受け入れた。敗訴を受けて厚生省は、同様の立ち位置にあった鍼灸学校も含め、法が定める指定・認定基準を満たす申請はすべて認める自由化路線に転じたのである。この方針転換により平成11年（1999年）まで875人で推移していたはり師・きゅう師課程の定員は、翌年から学校数とともに増加に転じ、はり、きゅう師のブレーキなき大量養成が始まる。

　はり師・きゅう師養成課程を置く鍼灸学校の数と定員は、平成25

年度現在、大学の11校619人と専門学校の84校5,117人を合わせて95校5,796人であり、14年の間に定員数で6.6倍（875人→5,796人）に達している。

　一方、柔整師養成の学校数と定員数の増加は鍼灸のそれより1年早く、福岡地裁判決の翌年（平成11年）から始まる。その増加曲線はより急峻で、平成20年（2008年）までの10年間に定員数で7.7倍（1,050人→8,067人）に激増した。この間に柔整大学もその数を増やしており、柔整教育においても高等教育化が進んだ。

　この教育界の動向と連動して施術所に従事する就業鍼灸師と就業柔整師も急増に転じ、平成24年末の数は平成10年末比で前者が1.5倍の10万1000人、後者が2倍の6万人に膨張している。

　こうした状況を見る限り、鍼灸の業・教育界は「百花繚乱」の様相といって言い過ぎではない。しかし、国民が鍼灸に接する機会が格段に増えたのに鍼灸施術を受けるその割合（年間鍼灸受療率）は下がる傾向にある（矢野忠教授らの調査による）。鍼灸施術所の年収も減少に推移している実態が明らかになった（筆者らの調査による）。この結果が示すものは、はり、きゅう師の大量輩出が必ずしも市場のニーズの反映というよりは、一部学校企業家の需要予測の誤算が産んだバブルだった可能性である。これが事実とすると、その反動によって失う損失は小さくはないだろう。先に述べた受療率の低下傾向が国民の鍼灸離れの兆しであるとすれば、過剰供給に端を発する負のスパイラルが形成されつつあるのかも知れない。

2）質的変化について

　教育の自由度を高めることで学校間の適正な競争を促す効果をねらった「教育の大綱化」は、運用次第では質の低下を招きかねない。その典型ともいえる鍼灸学校の週夜間3日型カリキュラムが合法的に成立し得る構造的課題について述べる。

　前述したように、あはき教育の大綱化を図るため、国は平成12年4月1日に改定認定規則（平成12年文部省・厚生省令3号）を施行し、教育内容を定めた別表1の時間数を単位数に改めた。はり師・きゅう師課程の場合、従来の2,865時間の履修に代えて、基礎14単位、専門基礎27単位、専門45単位（うち、実習16単位）の各分野で

計86単位と定めたのである。

　さらに、各単位の時数計算について同別表は、大学設置基準（昭和31年文部省令28号）の規定（第21条第2項）の例によると定めたことから、講義・演習は15～30時間、実技・実験・実習は30～45時間に弾力化された（臨床実習は45時間）。

　この弾力条項は、1単位の授業科目を45時間の学修を必要とする内容をもって構成することを標準としつつも、予習・復習の時間等を考慮したり特色ある教育課程の編成ができるよう、上記時間の範囲で、各学校の裁量を認めたものであって、従来行っていた時間相当の授業時数の確保を前提としていたことはいうまでもない。事実、科目ごとの単位の上限を採ってカリキュラムを編成すると2,800時間を上回るのである。

　ところが、すべての科目で単位の下限を採れば1,500時間余り（年換算約500時間）で時間割を組むことができてしまう。この時間数は、仮に年42週開講すれば週12時間すなわち、1日2コマ、4時間（1コマは90分なので実質3時間）で足りることになる。かくして、「夜間週3日」の履修モデルが成立するのである。

　しかし、このカリキュラムは教育の質を犠牲にすることによって成り立つのであって、天に唾する行為のそしりを免れない。たとえ一部の学校であっても、やがて鍼灸教育への国民の信頼を失い、その弊害は業全体に及ぶだろう。鍼按業の歴史を振り返ると、いつの時代も常に教育の向上を希求する先人の刻苦奮闘に彩られていた。その努力と成果を水泡に帰するような傍若無人は許されまい。

　その対策として関係団体は、看護師の指定基準に倣い、単位制と授業数を併記する認定基準の改正を求める行動を起こしているが、厚生労働省の迅速な対応が望まれる。

おわりに

　理療教育と鍼灸教育が明治以降に歩んだ歴史の変遷を概観してきた。それは、時々の政治や時代に翻弄されながらもたくましく対抗した先人の足跡にほかならない。それは、常に教育要求の実現を求

第2章3節　理療教育の歴史的変遷

める運動と結びついた歴史でもあった。往時の人々の悲願は、昭和63年の改正あはき法の公布をもって成就する。コ・メディカルと同等の教育を享受し、国家免許に格上げされた身分になったのである。晴れがましい新制度の下で育ったあはき師が輩出されて25年の歳月が流れた。問題は、この間、知事免許の時代と比べてあはき師の質が向上したか、業は発展したかである。言い換えれば、法が託した資質向上の使命を教育界が果たし得てきたかの問いかけである。

　最終の稿で述べたように、鍼灸教育界は未曾有の混迷期にある。盲学校の理療教育界もまた、特別支援教育の大波に埋没しかねない危機に直面している。先人の足跡は、そうした困難の渦中にある私たちに多くの示唆とエネルギーを与えてくれるだろう。そして、明るい未来への道しるべになってくれるにちがいない。なぜなら、その1つ1つが危機を克服した歴史に彩られているからである。

　浅学ゆえに歴史に宿る力を十分お伝えすることはできなかったが、理療・鍼灸教育の明日を語る資料の一助になるところがあれば望外の喜びである。

参考文献
1）全国盲学校理療科教員連盟編．理教連二十年史．東京．1973．
2）兼清正徳．山尾庸三博―明治の工業立国の父―．山尾庸三顕彰会．山口．2003．
3）加藤康昭．日本盲人社会史研究．未来社．東京．1974．
4）加藤康昭．日本における盲人運動の成立とその要求．精神薄弱問題史研究会．障害者問題史研究紀要．32号．1989．
5）加藤康昭．日本の盲人の近代的再編成とその特質―1911年内務省「盲者人員及生活状態調査表」を手掛かりとして―．社会事業史研究，第24号，1996．
6）箕輪政博．近代における私立鍼灸学校の実在．社会鍼灸学研究，増刊号．2010．
7）拙著．カイロ・療術問題の歴史．毎日新聞社．大阪．1997．
8）加藤康昭．日本の障害児教育成立史に関する研究―成立期の盲・聾唖者問題をめぐる教育と政策―．茨城大学教育学部紀要，43号，pp.125-142．1994．
9）久松虎之．近代盲人業権史―盲人保護法制定要求―．点字ジャーナル，535号．2014．
10）東京教育大学教育学部雑司ヶ谷分校編．視覚障害教育百年のあゆみ．第一法

    規出版．東京．1976年．
11）松井　繁．奥村三策の生涯．森ノ宮医療学園出版部．大阪．2004．
12）朝鮮総督府編．済生院,植民地社会事業関係資料朝鮮編6,朝鮮総督府済生院要覧（大正十二年）．1923．
13）J.H.KELLOGG.THE ART OF MASSAGE.Washington.1895.
14）岩橋武夫．業界と盲界．黎明，105号．日本ライトハウス．1947．
15）岩橋武夫．愛盲運動の再確認．黎明．106号．日本ライトハウス．1947．
16）厚生省健康政策局医事課編著．あん摩マッサージ指圧師、はり師、きゅう師等に関する法律・柔道整復師法逐条解説．ぎょうせい．東京．1990．
17）教員になりたい人が通うところ．医道の日本．第778号．pp.12-22．2008．
18）江間時彦．関係法規．医歯薬出版株式会社．東京．1961．

理療教育学序説

第3章 カリキュラムの編成と展開

筑波技術大学　教授　緒方　昭広

1．「教育課程」と「カリキュラム」は同じもの？

　この2つの用語の示す内容は異なる。
　「何を学ばせるのか、何を学ぶのか」という教育の内容に係る言葉として、これらの用語が使用される。「カリキュラム」と「教育課程」はどこが異なるのか、教育関係者は使い分けを知る必要がある。「教育課程」も「カリキュラム」もプログラムの範ちゅうに包含される。ではプログラム（program）とは、辞書には「番組、計画表」など記載されている。理療教育では「校外臨床実習プログラム」、「OSCEプログラム」等として使用される。よって「プログラム」とは「ある目的や意図を持って組織された、順序だった内容及び手順」と定義される。
　「プログラム」が使用される範囲が広いのに比べ、「カリキュラム（curriculum）」は狭い。プログラムは教育以外でも使用されるのに対し、カリキュラムは「高等学校のカリキュラム」、「理療科のカリキュラム」のように、「教育分野に特化したプログラム」である。また「カリキュラム」は「教授プログラム」と呼ぶ国もあり、万国共通ではなく英語圏で使用される用語である。

1）教育課程

　次に「カリキュラム」が、広く(社会教育、企業の社員教育など)教育分野で使用されるのに対し、「教育課程」の用語は、教育の中でも、学校教育業界に焦点化した「学校教育向けの専用プログラム」となる。すなわち、教育課程は学校教育の「番組表、予定一覧」であり、学校の年間計画を指すことが多い。具体的には時間割や年間

第 3 章 カリキュラムの編成と展開

の校内予定表などとして作成される。

　またもう1つ「カリキュラム」と大きく異なる性質として、「教育課程」は、「小学校の教育課程は、国語、……特別活動によって編成される(学校教育法施行規則第50条)」のように、学校教育に係わる法規・行政の場で使用される語でもあるという点において「カリキュラム」とは異なるのである。また「教育課程」は編成される。この編成も法規上の用語である。この編成は、国定の一定のガイドライン、すなわち「学習指導要領」によって行われる。

2）学習指導要領はなぜ10年ごとに改訂されるか。

　学習指導要領はほぼ10年ごとに改訂されている。改訂の年は小学校、中学校、高等学校で異なる。改訂の間隔は、移行期間や審議会における諮問・答申等、学習指導要領に係る一連の手続きに関係するところが大きいようである。

2．学習指導要領（教育課程）の変遷

1）日本初となる学習指導要領（試案）1947（昭22）年版

　学習指導要領には(試案)が付されており、1947（昭22）年4月1日より新学制（6・3制）が開始される。文部省より発刊されたのは、同年3月20日で、教育3法となる教育基本法、学校教育法、学校教育法施行規則は、いずれもその直後に公布され、当時の慌ただしさを物語っている。

　1949（昭和24）年には，教育職員免許法の公布により、盲学校特殊教科（理療科）教諭免許状も制定された。

　以後は、昭和48年改訂以降について述べる。

2）昭和48年改訂学習指導要領実施

　この改訂で理療科は、従来の科目が5科目として示された。このうち「医学史」「医事法規」を「理療概説」にまとめ、「症候概論」は「観察検査法」、「治療一般」は「理療臨床学」、「漢方概論」は「東洋医学概説」、あん摩理論、はり理論、きゅう理論は「理療概論」、

「あん摩マッサージ指圧実技」「はり、きゅう実技」は、それぞれ「理療実習 I 及び II」とされた。

「保健理療科」では「基礎医学」は、従来の「解剖」「生理」「病理」「衛生」の4科目をまとめ、解剖生理と病理衛生に総合した内容となっている。この科目のねらいは医科学における学問体系の指導ではなく、保健理療の実際応用に際して必要な基礎医学の知識である。

しかるに、従来の科目の内容が抽象的な知識の理解にとどまり、具体的な施術の場で、充分活用されてこなかった反省を踏まえ、人体の構造と機能、病的現象の理解の上に、衛生の知識と技術を総合して、施術者に必要な基礎医学の生きた知識を理解させ、実際応用ができる能力と態度を養うこととされた。

「保健理療理論」は、従来の「症候概論」「治療一般」「漢方概論」、「あん摩、マッサージ、指圧理論」の各科目をまとめて内容としたものである。ねらいは、保健理療の施術対象を「疾病」を重要視したのに対し、「保健」「半健康症候群」「日常遭遇しやすい苦痛」のような、極めて常識的な軽い症状群を主な対象とし、「心身の健康」「生活と保健」「半健康症候群とその知識」「日常遭遇しやすい疾病の要因、症状とその処置」を具体的な内容として取り扱い、あん摩、マッサージ、指圧に関する施術理論の裏付けによって、実際的かつ科学的、合理的に対処できる能力と態度を養うこととされた。

「保健理療実習I」は、従来の「実技」の基本手技を中心とする内容で、あん摩、マッサージ、指圧を総合して、基礎実技実習、応用実技実習、経営実習とし、実技の習熟と、施術所経営の実際について指導することとされた。

「保健理療実習II」は、「保健理療概説」「基礎医学」「保健理療理論」「保健理療実習I」と関連づけて指導することとなった。

3）昭和57年改訂学習指導要領実施

昭和48年改訂を踏襲しており、理療科の「観察検査法」が「診察概論」、「東洋医学概説」が「東洋医学概論」、「理療概説」が「理療概論」、従来実習の中で扱われていた経穴などの治療点について

第3章　カリキュラムの編成と展開

「経穴概論」が新設された。保健理療科では、昭和48年の改訂を反省して、再びまとめを解くこととなり、解剖と生理を「基礎医学Ⅰ」、病理と衛生を「基礎医学Ⅱ」とし、保健理療理論を「観察検査」、「保健理療臨床各論」、「保健理療理論」の3科目に分割することとなった。

4）1990（平成2）年改訂学習指導要領実施

昭和63年のあん摩等法の改正により、はり、きゅう師の資質向上が求められることを背景に、他の医療職とともに高卒3年課程として養成されることとなった。

改訂では、認定規則上、「基礎科目」、「専門基礎科目」、「専門科目」の3分野に分けられることとなった。専門基礎科目においては、西洋医学の基礎的内容と全般の理解促進を目指すことが図られた。また「リハビリテーション医学」が新設された。

専門科目においては、東洋医学の基本的な概念を総合的な理解の上に東洋医学的診断による治療までの体系化を目的に、「東洋医学臨床論」の科目も新設されることとなった。

5）2000（平成12）年改訂学習指導要領実施

この改訂では大きな特徴として、以下のことが挙げられる。

(1) 単位制の導入

教育内容について、単位数による規定とし、単位の計算方法については、大学設置基準の例によることとした。

(2) 教育内容の弾力化

学校の独自性を生かし、その理念・目的に基づいた特色ある教育課程を編成することを可能とするため、複数の教育内容を併せて指導することが適切とされ、所定の単位数以上を指導する場合には、個別の教育内容ごとの単位数によらないことができることとされた。

理療科においては（**表1**）、基礎医学分野の科目は、解剖学、生理学、病理学、衛生・公衆衛生学の4科目を、そのうち前2科目を「人体の構造と機能」に、後者2科目を「疾病の成り立ちと予防」としてまとめられた。臨床医学における科目は、臨床医学総論、臨

理療教育学序説

床医学各論、リハビリテーション医学の3科目であったが、これらをまとめて「生活と疾病」とした。

　専門科目は、基礎理療分野、臨床理療分野、社会理療分野と実習に分けられた。基礎理療分野は、従来の「東洋医学概論」、「経絡経穴概論」、「理療理論」としていたが、まとめて「基礎理療学」とされた。

　「臨床理療分野」は、従来の理療臨床論を「臨床理療学」として体系化された。

　保健理療科についても同様の整理がされた（表2）。

表1　従前の「理療」の教科に属する科目との比較（H12年）

新学習指導要領	従前の学習指導要領
医療と社会	理療概論
人体の構造と機能	解剖学
	生理学
疾病の成り立ちと予防	病理学概論
	衛生・公衆衛生
生活と疾病	臨床医学総論
	臨床医学各論
	リハビリテーション医学
基礎理療学	東洋医学概論
	経絡経穴概論
	理療理論
臨床理療学	理療臨床論
地域理療と理療経営	
理療基礎実習	理療基礎実習
理療臨床実習	理療臨床実習
理療情報処理	理療情報処理
課題研究	課題研究

第3章 カリキュラムの編成と展開

参考1　認定規則の教育内容と「理療」の教科に属する科目との対応関係

		認定規則	学習指導要領
		教育内容	科目
専門基礎分野		人体の構造と機能	人体の構造と機能
		疾病の成り立ち、予防及び回復の促進	疾病の成り立ちと予防
			生活と疾病
		保健医療福祉とあん摩マッサージ指圧、はり及びきゅうの理念	医療と社会
専門分野		基礎あん摩マッサージ指圧学 基礎はり学 基礎きゅう学	基礎理療学
		臨床あん摩マッサージ指圧学 臨床はり学 臨床きゅう学	臨床理療学
		社会あん摩マッサージ指圧学 社会はり学 社会きゅう学	地域理療と理療経営
		実習（臨床実習含む）	理療基礎実習
			理療臨床実習

(3) 専攻科に設置される保健理療科における教育課程の編成

　専保教育課程は、学校教育法及び高等部学習指導要領の専攻科に関する規定などを踏まえて編成することになる。また、あん摩マッサージ指圧師試験の受験資格取得の関係から、併せてあん摩等法に係る一連の法令に基づくことになるが、特に認定規則に留意する必要がある。

表2 認定規則の教育内容と「保健理療」の教科に属する科目との対応関係

	認定規則	学習指導要領
	教育内容	科目
専門基礎分野	人体の構造と機能	人体の構造と機能
専門基礎分野	疾病の成り立ち、予防及び回復の促進	疾病の成り立ちと予防
専門基礎分野	疾病の成り立ち、予防及び回復の促進	生活と疾病
専門基礎分野	保健医療福祉とあん摩マッサージ指圧、はり及びきゅうの理念	医療と社会
専門分野	基礎あん摩マッサージ指圧学	基礎保健理療
専門分野	臨床あん摩マッサージ指圧学	臨床保健理療
専門分野	社会あん摩マッサージ指圧学	地域保健理療と保健理療経営
専門分野	実習（臨床実習含む）	保健理療基礎実習
専門分野	実習（臨床実習含む）	保健理療臨床実習

6）平成21年改訂学習指導要領実施

今回の改訂は、平成18年12月、約60年ぶりに教育基本法が改正され、これからの教育のあるべき姿、目指すべき理念が明らかにされた。

そして、平成19年1月の教育再生会議第1次報告「社会総がかりで教育再生を－公教育再生への第一歩－」において、教育再生のための緊急対応として、「学校教育法の改正」を始めとする教育3法の改正が提言された。

これらを踏まえ、政府としては、教育3法案を国会に提出し、100時間を超える国会審議を経て、6月20日に可決・成立、同月27日に公布された。

3．教育課程の編成と展開

1）教育課程とその基準

学校教育が組織的、継続的に実施されるためには、学校教育の目的や目標を設定し、その達成を図るための教育課程が編成されなければならない。特別支援学校高等部は義務教育ではないが、公の性質を有する（教育基本法第6条第1項）ものであるから、全国的に

第 3 章　カリキュラムの編成と展開

一定の教育水準を担保し、全国どこにおいても同水準の教育を受けることができる機会を国民に保償することが要請される。そのために国として文部科学省が学習指導要領という基準を設けて、ある限度において国全体としての統一性を担保している。

2）教育課程に関する法令

　我が国の学校制度は、日本国憲法の精神に則り、学校教育の目的や目標及び教育課程について、法令で種々の定めがなされている。

　法令とは、①教育基本法、②学校教育法、③学校教育法施行規則、④学習指導要領⑤地方教育行政の組織及び運営に関する法律などである。

　教育課程は、学校全体として、組織的、継続的に生徒に対する教育を行っていくために必要な教育計画であり、各学校が教育活動を進めていく上での基本となるものである。

　それぞれの学校において、どのような生徒を育てようとするのか、そのためにどのような教育を行おうとするのかなど、各学校の教育活動についての基本的な考え方の下に編成されるものであるが、今後は、各学校がこのような確固とした考えを持つことが一層重要となる。

　また、この改訂では、教育課程の編成において、全教職員の共通理解を図り、学校全体として１つの教育課程を編成していくという過程が不可欠となる。このように編成された教育課程は、すべての教職員が共通理解をもち、学校全体として責任をもって教育活動を進めていくこととなる。

3）教育課程編成の手順

　各学校において、創意工夫を生かした特色ある教育課程を編成・実施し、特色ある学校教育活動を進めていくことが求められている。
　以下に、教育課程編成の手順の１つのモデルを紹介する。
　①学校の基本方針を明確にする。
　教育課程の編成に対する学校の姿勢や作業計画の大綱を明確にするとともに、全教職員がそれについて共通理解に努めること。

②編成のための事前の研究・調査を行う。学校の実態や諸条件を把握する。

③その上で各学校の教育目標など教育課程の編成の基本となる事項を定める。

学校教育の目的や目標及び教育課程の基準に基づきながら、しかも各学校が直面する教育課題の解決を目指し、両者を統一的に把握して設定する。

④教育課程を編成する。

教育課程は教育目標の実現を目指して、各教科・科目および指導内容を選択し、組織し、それに必要な単位数や授業時数を定めて編成する。学校の教育目標の効果的な達成を図るため、重点を置くべき事項を明確にしながら、修得総単位数や各学年の修得単位数、類型の有無や種類、必須科目と選択科目などの構成と履修学年、総合的な学習の時間、特別活動および自立活動の位置付け等教育課程の基本的な構造について、相互の関連を考慮しながら定める。

⑤21世紀の「理療」と「保健利用」の教育課程の編成

これからのあん摩マッサージ指圧師、はり師、きゅう師の養成を考えていく上で、近未来の社会的要請を考慮した上で、教育課程の編成をしていく必要があると考える。まずは、超高齢化社会の急速な進展であろう。国連によると65才以上の人口比率が7％を超えるとAging Society「高齢化社会」と定義している。また、14％を超えた社会をAged Society「高齢社会」といっている。日本では1994（平成6）年には14％となった。

同時に、国民医療費は平成24年では39兆円を超え、この増加は今後も継続することは明白である。国は住み慣れた地域で自分らしい暮らしを、人生の最後まで続けることができるよう、住まい・医療・介護・予防・生活支援が一体的に提供される地域包括ケアシステムの構築の実現を目指している。

一方で、今後増えていくのは在宅での医療であり、地域のコメディカルの役割が大切になる。在宅では主に慢性期、回復期の患者の自宅でcure（病気の治療）やcare（維持期のケア）が行われる。地域を大きな病院ととらえると、各自宅が病室のような位置付けになる

第3章　カリキュラムの編成と展開

ので、地域を舞台とした各職域の連携は必ず必要になる。

　また、今後上記のような医療を支えるためにチーム医療は必須であるという思いは、関係者の同意を得ることであろう。厚生労働省でも「チーム医療推進会議」で審議を重ねており、チーム医療をスムーズに進めるには「コミュニケーション」「情報の共有」「チームマネジメント」の3つが重要であると考えている。しかし、実際の現場ではバックグラウンドの異なる職種間でコミュニケーションをとることには難しい課題もある。

　2025年には75歳以上の高齢者が4人に1人の時代を迎える。あはき師が活躍できる場が大いにあると考える。しかしその前に、患者やその家族がいる在宅で看護師、栄養士、介護職などのコメディカルとのコミュニケーションは避けては通ることができないであろう。そのためにもあはき師は今以上に、その資質と知識、他の医療職種の専門家とのコミュニケーション能力を高めていくことを一人ひとりが認識し、自覚し、実践していくことが、チーム医療の中の一医療職として確立し、信頼を獲得していくことが一層肝要となると考える。

　以上の社会的背景とその要請を探り、次の5点を提案し、本編をしめくくりたい。

　①社会が求める理想とするはり師、きゅう師、あん摩マッサージ指圧師の養成。

　具体的にはり、きゅう師像、あん摩マッサージ師像を定義する。

　②そのためには3年間のカリキュラムをどのような内容にするのか、またどのように系統立ててくみ上げるのかが必要になってくる。そのためには現在の学校で養成されている学生の特質も分析され、必要な基礎・基本的な知識・技術、実践能力、問題解決能力、他医療職種と連携に必要なコミュニケーション能力の習得と活用が盛り込まれる必要があると考える。

　③他の医療職種の現場での見学と知識の習得

　実習においては、従来の基礎・基本の実習、校外実習を含めた臨床実習が必要なことは当然であるが、他医療職種との連携を考えると、それらの医療職種の働いている現場での話や見学などが重要に

理療教育学序説

なると考える。

④全体としてコア・カリキュラムの作成と実施、それにその学校の存在する地域を生かしたカリキュラムの構築が必要。

コア・カリキュラム作成については、単にコアの部分を抽出するのではなく、前提に社会的背景とニーズをかんがみて、必要とされているあはき師像を定義し、それをもとにコアの部分を抽出することが必要と考える。

⑤卒業時到達目標の全国的な統一基準づくり

盲学校(特別支援学校)の養成施設（専門学校）が日本のあはき師を責任をもって養成している重要な拠点であることから、卒業時到達目標の統一は必要と考える。

参考文献

1）理教連20年史：全国盲学校理療科教員連盟
2）理教連60年史：日本理療科教員連盟
3）盲学校、聾学校及び養護学校学習指導要領解説、平成12年3月、文部省
4）特別支援学校学習指導要領、平成21年3月、文部科学省
5）新教育原理、山崎英則編著、ミネルヴァ書房
6）新教育学第2版、南新秀一他編著、ミネルヴァ書房
7）教育の制度と歴史、広岡義之編著、ミネルヴァ書房
8）改訂版、授業の基礎としてのインストラクショナルデザイン、赤塚日本視聴覚教育協会
9）教職基本用語辞典、柴田議松他、学文社

第4章 学習論
― 学習者の学び、アクティブ・ラーニングを考える ―

明治東洋医学院専門学校　専任教員　河井　正隆

1. 学習者を巡る外的要因と内的要因

　巷間考えられているところでは、学習者の学習は学校で行われる、そして、よくよく考えてみるとその学校とは、社会や家庭とは違う非日常的な空間で構成されている。それ故に、この特殊な空間を理解せずして、学習者の学びを論じることは不十分である。

　では、ここでいう特殊な空間とは如何なる空間であろうか。梶田（1982）は環境という言葉で、その3つの特殊性を説明している。第1に、教師の指導下に基づく学習環境である。それにより、学習者の自由度は制限されるものの、専門家としての教師によりその学習効率は一段と高くなる点である。第2に、体系的なカリキュラム編成が組まれた環境である。そのカリキュラム編成に沿った学習により、学習課題とその成果を教師は容易に設定・判断することが可能となる。第3に、学校での学習は集団で行われるという環境である。そこには、社会性の獲得という教育的配慮や行政的制約などが背景にはあるものの、前述の2つの特殊性を維持する機能をも持ち合わせることになる。それら3つの特殊性は、学習者にとってはいずれも外的な要因である。

　もう一方で、学習者を理解し学びを論じるためには、学習者個々への内的配慮が必要となることは否めない。つまり、学習者の学習特性の把握が必要ということである。

　そこで、学習者の特性を考える前に、学習者特性と絡む個人差について少し目を向けておく。その前提として、学習者個々の学力を一定のレベルで保障するとすれば、そこには個人差という難題が立ちはだかる。その難題の克服のため、従来いくつかの考えや取り組

みが存在する（水越1982）。1つには、教育活動そのものにより克服できるという考え方である。例えば、Mastery leaning（Bloom, B. S.）がその代表例である。2つには、学習者への特性をふまえた教授法や授業形態の活用で、個人差への対応が可能とする考えである。その代表例として、Aptitude Treatment Interacton、ATI（Cronbach, L. J.）などがある。3つには、個人差そのものに着目して、教育の目標・内容・制度を個人レベルに合わせるという考えである。その代表例に能力別学級編成がある。

それらを踏まえ、もう少し立ち入って、内的要因としての学習者の特性を次に考えてみたい。

2．学習者特性と学習方法

学習に関わる個人的特性を「学習者特性」といい、この特性は学習者自身の学習過程や学力に影響を及ぼすといわれる。そして、この学習者特性は次の6つの要素から構成されている（三宮 2000）。
　①知能や創造的思考力など、いわゆる「知的能力」
　②学習者の内向性や外向性といった「パーソナリティ」
　③学習活動の工夫や学習のスタイルといった「学習方法」
　④学習への「興味・関心」の度合い
　⑤学習者の自己概念や人生観、学習観といった「信念や価値観」
　⑥学習内容の好き・嫌いといった感情や学習への動機づけという
　　学習の「感情・動機付け」

学力保障の観点で、より良い授業実践とともに学習者の学習効果の向上のためには、それら6つの要因のなかで3番目に示す「学習方法」がとくに重要と思われる。その理由は次の3つである。以下、学習者分析の立場からの岸（2000）の知見を援用し説明してみたい。

「学習方法」以外、「知的能力」や「パーソナリティ」など残り3つの要因は、学習者の能力、性格、学習歴、人生観などといった個人的特性が強く現れる要因といえる。それに比べ「学習方法」は次の3つの点で異なる。第1に、学習場面における「個人差を詳細に規定する情報」であり、授業展開の各局面でその情報は強い影響

力を持つことになる。第2に、同一集団内（同年齢、同学歴など）であっても、学習者個々の学習方法の差異は大きく、授業実践のうえで充分な配慮や検討が望まれることになる。第3に、学習方法は柔軟性を帯びた要因であり、つまり外的影響下でその変容が生じやすいという点である。

　それらのことを踏まえ、学習者の学びを議論するには、学習方法への検討が第一義であると思われる。

　次に、学習方法の一形態として、近年注目を浴びているアクティブ・ラーニングについて考えてみたい。

3．学習方法としてのアクティブ・ラーニング

　近年、高等教育の場においてアクティブ・ラーニングの推進が課題となり、中央審議会答申「新たな未来を築くための大学教育の質的転換に向けて〜生涯学び続け、主体的に考える力を育成する大学へ〜」（平成24年8月）がまとめられたことにより、その課題は一層明確化され、アクティブ・ラーニングをキーワードとした授業改革の波が押し寄せることとなった。答申の「用語集」では、そのアクティブ・ラーニングとは「教員による一方向的な講義形式教育とは異なり、学修者の能動的な学習への参加を取り入れた教授・学習法の総称」と定義している。

　一方、山地（2014）はアクティブ・ラーニングを「思考を活性化する」学習形態と定義づけている。そして、実際に行い考え、また意見を出し合っては考え、さらには分かりやすく情報をまとめ直すなど、種々の活動を通してより深く理解し、よりうまくできることを目指す学習形態そのものとしている。我々が経験的にまた日常的に実感する出来事の中で、多くの場合、効果的な学習は他者との相互作用の中で行われているものである。つまり、仲間と一緒に勉強をすること、また議論することが深い理解につながることは誰もが体験するところである。平易に言うならば、その学習形態を教室に持ち込み体系化したものが、アクティブ・ラーニングの学習形態である。

ところでなぜ今、高等教育段階でアクティブ・ラーニングがクローズアップされているのであろうか。その背景を山地（2014）は、学校化、情報化、国際市場化の3つのキーワードで説明する。まず学校化である。それは、いわゆる全入時代の到来にともない、大学生の例ではあるが基礎学力や学習技能が不十分でも大学に入学することが可能となり、入学後は従来の講義形式では十分な学習成果が見込まれなくなった点である。その対応として、中等教育までと同様、教員から学生への働きかけが今まで以上に必要となり、大学のいわゆる学校化へ変容を背景とするものである。次に情報化である。今日にみる情報化社会においては、容易に必要な情報を個々が手に入れることが可能な時代である。その時代だからこそ、必要な情報の質と量を見極め、個人にとっての有用な情報を活用するリテラシーが、今求められている点である。最後に国際市場化である。世界がグローバル化した今日、その世界で勝ち残るためのジェネリックなスキル、つまり、知識基盤社会を生き抜くための汎用的技能の獲得が求められようになった点である。そこで、その獲得方法として、従来の座学中心からアクティブな学習形態が注目されるようになったのである。また中山（2013）においても、心理学的な観点から山地とほぼ同様の論を展開し、生涯学習の観点から自ら学び続ける学修者像のイメージ台頭と、アクティブ・ラーニングそれ自体の高い学習効果の2点がアクティブ・ラーニングを推進される動機であると説明している。

一方、アクティブ・ラーニングへの批判として次のような声がある。それは、「アクティブ・ラーニングをやると授業進度が遅れる」、「アクティブばかりでは知識面が疎かになる」などである。しかし、山地（2014）は言う。「授業を計画通りに進めたからといって所期の学習成果に至っているのでしょうか？　学習技能が十分でない学生に知識をどんどん伝えたとしても、それらが消化され身についていくとは考えにくい」と。そして反論として、「確かに知識面の量的達成を保証しませんが、より深く理解する、より記憶に残る、といった面では座学よりも効果的」であるとアクティブ・ラーニングの利点を強調する。

専門学校の学生の場合、先のアクティブ・ラーニングがクローズアップされた3つの背景の中の1つ、国際社会での活躍まで広げる必要はないかも知れないが、汎用的な技能の獲得は、大学と同様、学び続ける立派な社会人となるためには今後、アクティブ・ラーニングに着目する必要性があると思われる。

ところで、そのアクティブ・ラーニングには、具体的にどのような学習形態が存在するのであろうか。若干ではあるが、以下にいくつか列挙してみたい。

例えば、知識活用や創造や応用的な思考力をねらいとするものとして、解のない複雑な問題を解決していくプロジェクト学習や医学系における臨床推論の育成をねらいとする問題基盤型学習（Problem Based Learning）など。また、知識の定着・確認を行い思考の活性化を目的とするグループ学習や、チーム学習をベースとする協調自律学習など、多岐にわたる。さらには、グループの中での学習として、自分が専門家となり他者に教えるという行為を通して、自らが学ぶジクソー法や疑似ディベートとして短い時間で実施するマイクロ・ディベート、話し合い学習法としてのLTD（Learning Through Discussion）などが挙げられる。

それぞれの詳細な内容は成書に譲るとして、本稿では筆者が実践した、ブレンディッド型e-Learningを活用した協調自律学習を次に紹介する。

4．ブレンディッド型e-Learningを活用した協調自律学習

学習者における最高の教育環境は、教育の担い手である教員自身である。近年、複雑で多様な教育問題を「主体的に知識を創造しながら問題解決に取り組むことができる」（西之園 2003）人材の養成が、教育学部系の教育機関で実施されている。それは初等中等教育における教師教育の立場であるが、専門学校教員の養成においても同様といえる。また、初等中等教育に関する教員養成の研究には膨大な蓄積があるものの、専門学校教員養成に関する検討は数少ない。今後、専門学校教育をより充実・発展させて行くためにも、専門学

第 4 章　学習論

校教員の養成に特化した実践的研究が急務と思われる。

　そこで今回、専門学校の教員を養成する授業として、アクティブ・ラーニングの導入を試みたので以下に紹介する。具体的には、アクティブ・ラーニングの1つの形態であるブレンディッド型e-Learningを活用した協調自律学習（西之園ら 2006）のありようや有用性を、学生授業アンケートと学生インタビューとから分析を行った。なお、ブレンディッドラーニングとは、学習成立のために次元の異なるメディアや複数の学習を組み合わせた学習形態をいう（安達 2007）。

1）授業実践について

(1) 授業の概要

　今回対象とした授業実践は、本校教員養成学科に開設された必修科目「教育学概論」（2008年度前期）である。受講生は15名（男性13名、女性2名）で平均年齢は31.3±9.8歳である。以下、授業の概要を述べる。

①授業のねらい：本授業を通し、自らが主体的に知識を創造し問題解決に取り組む技術・態度を養う。

②最終課題：「私が構想する未来の専門学校」（個別レポート5～10枚、6,000字～12,000字）。

③授業回数：前期15回、1コマ90分。授業の流れを**表1**に示す。

④授業形態：30分程度の授業者からのショートレクチャーを含め、1チーム学生約4名（合計4チーム）の協調学習と、個人ベースで行う自律学習の両者とを交互に組合せ、授業内外で学習を進めた。チーム編成の決定は、「私のプロフィール」（第2回授業で実施）を学生に記載させ、チームのどの役割を担いたいのか、その希望を聞くと同時にコミュニケーションタイプテストなどを総合的に勘案し、授業者の判断でチーム編成を行った。チームの役割は「司会・進行係」・「学習支援係」・「学習記録係」・「資料音読係」の4つである。

⑤テキスト：著作権者に許しを得たうえで、学習開発研究所発行の『教育の技術と方法－チームによる問題解決のための学習テキスト－』（2006、初版）を本授業用に改変し使用した。

理療教育学序説

表1　授業の流れ

回数	協調学習	自律学習	ショートレクチャー（約30分）	活用機能例（図1を参照）
1	ガイダンス	①私のプロフィール、②イメージ調査、③チーム実践力の習得目標、の記述	オリエンテーション	掲示板、アンケート、教材倉庫
2	チームメンバーをよく知ろう	ショートディベートの準備（テーマ例：教員中心主義VS学習者中心主義）	学校の歴史(1)	掲示板、教材倉庫、協働板
3	チーム学習を始めよう（ディベート）	解決しなければならない専門学校教育の課題を考える	学校の歴史(2)	掲示板、教材倉庫、協働板
4	解決すべき専門学校教育の課題を絞ろう	学校説明会の準備(1)	教育をめぐる諸問題	掲示板、教材倉庫、協働板
5	学校説明会の準備をしよう(1)	学校説明会の準備(2)	専門学校をめぐる諸相	掲示板、教材倉庫、協働板
6	学校説明会の準備をしよう(2)	学校説明会の準備(3)	現代学生気質を考える！	掲示板、教材倉庫、協働板
7	学校説明会をしよう	チーム学習の評価		掲示板
8	前半のチーム学習を評価しよう	ショートレポート作成用資料の準備(1)	学力を考える	掲示板、教材倉庫、協働板
9	ショートレポートを書こう	ショートレポート作成用資料の準備(2)	カリキュラムを考える	掲示板、教材倉庫、レポート
10	ショートレポートから学ぼう	指定参考文献の熟読(1)	鍼灸教育におけるコア・カリキュラム導入への私見	掲示板、教材倉庫、協働板
11	参考文献の報告(1)	指定参考文献の熟読(2)	学習方法を考える	掲示板、教材倉庫、協働板
12	参考文献の検討(2)	学習方法をまとめる		掲示板
13	主体的な学習のための指導を構想しよう(1)	最終レポート作成の準備(1)	教育評価を考えよう！	掲示板、教材倉庫、協働板
14	最終レポートを書こう	最終レポート作成の準備(2)	新しい教育ツール	掲示板、教材倉庫、レポート
15	学習のまとめ		鍼灸教育の今	

※「相談室」は随時

（出典：河井，2007から抜粋）

第4章　学習論

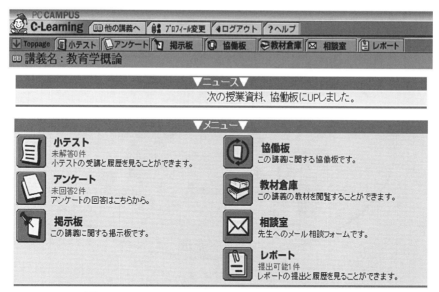

図1　C-Learningのメニュー画面（PC画面）

（出典：河井，2007から抜粋）

(2) e-Learningシステムについて：C-Learning

　今回の授業において活用したブレンディッド型e-Learningシステムには、㈱ネットマン社のC-Learning®を採用した（PCまたは携帯電話の活用）。以下、本稿ではC-Learningと記す。本授業実践時で活用したトップ画面を図1に示す。

　①教材倉庫：授業に関する必要な情報を発信。②掲示板：授業に関する学生同士の情報交換。③小テスト・アンケート・相談室：授業に対する意見・質問等。④レポート：レポート課題の提出。⑤協働板：学生が作成した資料をアップロードやダウンロードして共有化。

(3) アクティブ・ラーニングのイメージと協調学習、自律学習との関係性

　今回のアクティブ・ラーニングの授業イメージを図2に示す。簡潔に言うと、教室空間では主にチームによる協調学習を、そして個人レベルで教室内外での自律学習とを組み合せ、最終課題を目指しチームで学習を進める形態である。さらには、チーム間での競い合いを通し、新しい知識の創造を期待する（ここではその関係性を"競創関係"と呼ぶ）。

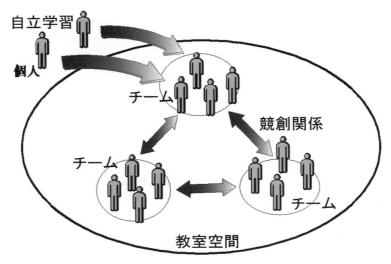

図2　授業イメージ

（出典：河井，2007から抜粋）

　もう少し説明を加えると、表1で示したようにほぼ毎回の授業において、50分程度のショートレクチャーを行い、授業のアクティブ化が円滑になるように予備知識を与えた。その後、適宜チームによる協調学習と個人ベースの自律学習との両者を螺旋的に行わせ、学生自らが主体的に知識を創造し問題解決に取り組む学び（態度・技術）を実現しようとしたものである。

(4)　本授業の有用性の検討

　授業が終了した時点で学生授業アンケートを実施し、得られた結果から今回のアクティブ・ラーニング（ブレンディッド型e-Learningを活用した協調自律学習）のありようや有用性を検討した。

　アンケートの各設問には「今まで以上に～」で始まる問いかけを行い、学生自身の今までの学習経験を回想させ、今回の授業との比較で回答を行わせた。すべての設問への回答では、「そう思う」・「まあそう思う」・「どちらともいえない」・「あまりそう思わない」・「そう思わない」の5件法で求めた。学生の事前調査から、過去に一度もICT活用の授業を経験したことがない学生達であり、回収率は100％（15名）であった。

　分析では、「そう思う」・「まあそう思う」を肯定的回答、「どちらともいえない」を中間的回答、「あまりそう思わない」・「そう思わ

第4章 学習論

表2 学生授業評価の結果

設問項目	肯定的回答	中間的回答	否定的回答	χ二乗検定結果
Q1 この学習方法になじんだ（親しみ）	6	6	3	n.s.
Q2 この学習方法は"学習のねらい"を達成するのに役だった（有用性）	7	4	4	n.s.
Q3 今まで以上に自分なりの新たな知識を生むことができた（創造性）	10	5	0	n.s.
Q4 今まで以上に興味深く学ぶことができた（興味）	6	6	3	n.s.
Q5 今まで以上に授業に関心が持てた（関心）	5	8	2	n.s.
Q6 今まで以上に積極的に授業に参加した（意欲）	10	3	2	*
Q7 今まで以上に満足する授業であった（満足）	5	7	3	n.s.
Q8 今まで以上に授業内容／課題を理解できた（理解度）	8	5	2	n.s.
Q9 今まで以上に効率よく学べた（効率化）	8	4	3	n.s.
Q10 今まで以上に問題解決へ取り組む技術が身についた（問題解決－技術）	8	4	3	n.s.
Q11 今まで以上に問題解決へ取り組む姿勢が身についた（問題解決－態度）	8	5	2	n.s.
Q12 今まで以上に主体的に学べた（主体性）	7	6	2	n.s.
Q13 今まで以上に学生同士、授業に関するコミュニケーションをとることができた（コミュニケーション）	13	2	0	**
Q14 協調学習（チーム学習）は機能した／うまくいった（協調学習）	10	5	0	n.s.
Q15 チーム内の役割は理解できた（チーム役割）	9	4	2	n.s.
Q16 チーム内の役割は機能していた（チーム機能）	11	3	1	**
Q17 他のチームに負けないようチームが結束し課題に対して頑張った（競創関係）	10	3	2	*
Q18 自律学習（個人学習）は機能した／うまくいった（自律学習）	8	5	2	n.s.
Q19 この学びにC-Learningは役だった（C-Learningの有用性）	7	4	4	n.s.
Q20 今まで以上に楽しく学べた（楽しさ）	5	7	3	n.s.
Q21 ショートレクチャーは新しい知識の獲得に有益だった（知識の獲得）	10	1	4	*

$N=15$ （**：$p<.01$、*：$p<.05$）
※表中の数字は人数を表す．

（出典：河井，2007から抜粋）

ない」を否定的回答としてまとめ、各項目についてχ二乗検定を行った。さらに、どの回答間で有意な差があるのかを知るため、残差検定を行った。分析には、SPSS16.0 for Windowsを用いた。結果を**表2**に示す。

①学生授業アンケートの結果から

表2で示す肯定的回答の上位を挙げる。まずは、今まで以上に学生同士、授業に関するコミュニケーションをとることができた（Q13）と回答する学生が13名（約87％）と最も多く、コミュニケーションの活性化が今回のアクティブ・ラーニングの最大の特徴となっている。また、チーム内の役割が機能していた（Q16）と回答する学生は11名（約73％）であり、先に示したコミュニケーションの活性化を基盤とする、円滑なチーム機能の生成がうかがわれる結果となった。

※χ二乗検定の結果：Q13；$\chi^2=8.07$、$df=1$、$p=.005$、Q16；$\chi^2=11.2$、$df=2$、$p=.004$。これら2項目はいずれも1％水準

で有意差が見られた。

※残差検定の結果：チーム機能（Q16）の肯定的回答は他の回答よりも多いといえる（肯定的回答と中間的回答／否定的回答との間の調整済み残差；いずれも絶対値で3.7／3.5を示し1％水準で有意な差異）。

さらに、創造的な取り組みができた（Q3）、意欲的に授業に取り組めた（Q6）、協調学習はうまく機能した（Q14）、競争関係が生まれた（Q17）などに、それぞれ66％（10名）の学生が肯定的回答を示した。

また、チーム内の役割の理解が60％（9名）、そして、授業への内容／課題の理解（Q8）、効率化（Q9）、問題解決への技術面（Q10）や態度面（Q11）、自律学習の機能（Q18）についても、いずれも53％（8名）の学生が肯定的な回答を示した。

※χ二乗検定の結果：意欲（Q6；$\chi^2=7.6$、df＝2、p＝.02）、競創関係（Q17；$\chi^2=7.2$、df＝2、p＝.02）、知識の習得（Q21；$\chi^2=8.4$、df＝2、p＝.014）の各項目に5％の有意水準で有意な差がみられた。

※残差検定の結果：Q6，Q17，Q21，はいずれも肯定的回答が他の回答よりも多い（肯定的回答と中間的回答／否定的回答との間の調整済み残差は、いずれも絶対値でQ6；3.5／3.5、Q17；3.6／3.5、Q21；3.3／3.7を示し、いずれも1％水準で有意な差異）。

②学生インタビューの結果から

先の統計的に有意差の見られた各設問を中心に、学生への構造化インタビューを試みた。結果は次の通りである。

まず、コミュニケーション（Q13）に関する学生へのインタビューでは、「チームで話し合うことで、自分と違った意見が聞けて参考になった」、「自分の考えに幅がもてるようになった気がする」、「年齢や性別が異なる仲間と話すことで、いろいろな考えがあることが再認識させられた」、「自分の意見を伝えることの難しさ、他人の意見を聞くことの難しさを実感した」、「メンバーそれぞれに考えがあり、違いがあるがチームとして意見をまとめるのは大変であること

が分かった」などの語りが得られた。それらから、ここでのコミュニケーションを端的に表現すると、他者との交流を通して自己を相対化するコミュニケーションである。

また、チーム機能（Q16）に関するインタビューでは、「仲間が自分の役割を果たそうと一生懸命なのが感じられ、自分も自分の役割をしっかりとこなそうと思った」、「役割分担することで、苦手な分野をカバーすることが出来た」、「自分が希望しない役割でもチームとしては必要であり、真しにその役割を果たせた」などの声を聞くことができた。チーム学習を行う上で、チームの構成員としての自覚や責任感の芽生えを感じさせる語りといえる。

次に、意欲（Q6）に関するインタビューでは、「自分が与えられた役割を果たさないと個人の問題ではなくチームに迷惑がかかるので、プレッシャーがあった」、「自分の担当した内容を他のメンバーに説明するので、いつも以上に勉強した」、「みんながしっかりと勉強してくるので、自分も手が抜けなかった」などの声が聞かれ、それらの語りは、協働活動やチームに貢献しようとする意識の高まりを背景に、学習意欲が向上をうかがわせる。

最後に、競創関係（Q17）に関しては「他のチームの考えは、自分たちにとって参考になり励みになった」、「他のチームが掲示板への書き込みが多いので、自分たちも頑張った」などの語りがあり、それらから他のチームを意識することが自らのチーム学習の推進力になったものといえる。

③今回の授業実践から得られた知見

本稿で紹介した授業実践はまだまだ改善の余地があるものの、以上の結果から得られた知見を簡潔にまとめてみたい。

今回のアクティブ・ラーニング（ブレンディッド型e-Learning活用の協調自律学習）では、自己を相対化する他者とのコミュニケーションが活性化することが分かった。それに伴い、チームへの責任感や貢献しようとする意識も高まり、強いてはチーム内の役割も明確化しアクティブ・ラーニングが機能することが分かった。そしてこのことを背景に、学習意欲の高まりとチーム間の競創関係が生じた、と言える。

一方、今回取り上げることはできなかったが、グループ編成による人間関係のストレスなどの課題も存在する。今後検討の余地がある。

5．アクティブ・ラーニングを成功に導くために

　全入時代の今日、専門学校教育の段階において、前述したプロジェクト学習や問題基盤型学習（Problem Based Learning）、そして協調自律学習などに見られる高度なアクティブ・ラーニングへ移行には、先行して「思考を活性化する」学習形態に十分なじむことが必要不可欠と思われる。つまり、表現技法としてのプレゼンテーションやディベート、レポートライティング、そして知識の定着や確認を促すフィールドワークなどの学習を確実に習得しているという前提である。

　「アクティブ化」した学習、つまりアクティブ・ラーニングへの受け止め方は当然のことながら、学習者の学習歴によりかなり個人差があることは否めない。伊藤（2002）の報告によると、アクティブ化を図る自己点検やプランニング、目標設定などの能動的な学習に関する「自己調整的な」学習方法の習得は、学習経験の量と質、問題解決の経験の有無、技法に関する既有知識の有無により規定されるという。これらを踏まえるならば、アクティブ・ラーニングを成功に導くためには、学習者個々に、それなりの前提となる学習方法の習得が必修条件となろう。

　さらに言うならば、従来の教員中心の授業編成から学習者主体のアクティブ・ラーニングへと組織的・体系的に転換するためには、次の2つの課題が存在すると思われる。それは、1つはマクロレベルにおいて、確かなカリキュラム・ポリシーに基づくカリキュラム・デザインの構築である。そして2つは、ミクロレベルとして、アクティブ・ラーニングを採用する授業科目の選定と併せて、評価方法を含めた授業実践の蓄積である（山田ら 2014）。いずれも、今後期待されるところである。

　以上本稿では、「学習者の学び、アクティブ・ラーニングを考え

第4章　学習論

る」と題して、雑駁であるが筆者の授業実践を中心に綴ってきた。読者の方々に少しでも参考になれば、望外の喜びである。

　最後に一言。確かな教育が今、求められている。その求めに応じた労苦と挑戦があってこそ、新しい確かな教育が創造され得るであろう。悪戦苦闘は創造の母である。

注
本稿の大部分は、次の2つの論文の加筆・修正により作成したものである。
- 拙稿2003「大学生の学習方法における学年・性・学部別にみる差異の検討」日本教育工学会論文誌、27(1)、pp.61-70.
- 拙稿2007「専門学校生の討論活動を触発させ2つの授業運営結果の検討」日本教育工学会論文誌、31（Suppt.）、pp.201-204.

参考文献
1）安達一寿　2007「ブレンディッドラーニングでの学習活動の類型化に関する分析」日本教育工学会論文誌、31(1)、pp.29-40.
2）伊藤崇達　2002「学習経験による学習方略の獲得過程の違い－4年制大学生と短期大学生を対象に－」日本教育工学会論文誌、26（Suppt.）、pp.101-105.
3）梶田叡一　1982「学校学習と個人特性」『個人差の評価と指導に関する実証的研究』昭和55・56年度科学研究費補助金（一般研究B）研究成果報告書（研究代表：水越敏行）、pp.13-14.
4）岸学　2000「学習者分析」日本教育工学会編『教育工学事典』実務出版、pp.80-82.
5）三宮真智子　2000「学習者特性」日本教育工学会編『教育工学事典』実務出版、pp.79-80.
6）中山留美子　2013「アクティブ・ラーナーを育てる能動的学修の推進におけるPBL教育の意義と導入の工夫」21世紀フォーラム、第8号、pp.13-21.
7）西之園晴夫　2003「知識創造科目開発における教育技術の研究方法－問題解決能力を育成する教員養成のための授業開発の事例－」日本教育工学会論文誌、27(1)、pp.37-47.
8）西之園晴夫、宮田仁、望月紫帆　2006「教育実践の研究方法としての教育技術学と組織シンボリズム」教育実践学研究、8(1)、pp.23-34.
9）水越敏行　1982「個人差をいかす授業」『個人差の評価と指導に関する実証的研究』昭和55・56年度科学研究費補助金（一般研究B）研究成果報告書（研究

理療教育学序説

　　代表:水越敏行)、pp.1-3.
10) 山地弘起「JUCE Jourrnal」2014年度、No.1、pp.2-7.
11) 山田邦雅、安田淳一郎、土岐智賀子、長谷川詩織 2014「アクティブラーニングの理念・手法・評価法に関する包括研究」大学教育学会誌、36(2)、pp.-26-29.

理療教育学序説

第5章　教材論

筑波大学附属視覚特別支援学校　教諭　工藤　滋

1．教材の定義と目的

1）教材の定義

　教材は、「ある教育目標（目的）を実現するために、教師と子供（児童生徒）の間におかれ、教授・学習活動を促進するための文化的素材」[1]と定義することができる。しかし、教具という用語との関係を巡っては諸説がある。

　1つには、教材を教育目標を達成するために編成された教育内容、教具を教材を伝達するための物的媒体とする考え方がある[2〜4]。他方、教材を教育内容を習得するために用いる材料と広くとらえ、教育内容のほか、それを習得するために活用する物体をも含めている場合もある[5,6]。両者に共通しているのは、教材と教具とをその形態から区別するのではなく、教育内容との関わりが密接であるものを教材、教育内容を扱う際に用いる道具を教具というように、機能面から区別している点である[7]。しかし、実際にはその区別は困難で、教材と教具とを明確には区別せず、「教材・教具」として表現している場合が多い。また、文部科学省が教材基準という用語で示しているものは施設、校具、教具等であり、教材づくりという場合にも教材が指し示しているものは授業等で活用する物体で[8〜10]、これらがさらに両者の区別を困難にしている。

　本章では、理療教育における教材・教具について述べていくが、取り上げるものは、立体模型のみならず、授業で配布するプリント等、教育内容そのものととらえることのできるものもある。そこで、冒頭で示した定義に基づいて「教材」という用語を用いることとする。

2）教材の目的

　教育の歴史を振り返ってみると、教育方法の変化は教材を生み、また逆に新たな教材の開発は教育方法を変えてきた[2]。したがって、教材は、単に目の前の学習活動を促進するための媒介素材というだけでなく、教授法さらには教育活動全体にも影響を与えるものであると言える。

　このように教材は多様な意義をもつものであるが、教師と生徒の間にあって学習活動を促進するものという範囲に限定してその目的を整理すれば、以下の3点に集約できる。

　①学習内容に対する興味・関心を高め、学習意欲を向上させる。
　②学習内容の理解を助ける。
　③学習効率、学習効果を向上させる。

　それぞれの目的ごとに対応する教材のイメージを挙げると、①の目的を強く持つ教材としては、生徒に驚きやおもしろさ、疑問などを感じさせるものが含まれる。すなわち、「もっと知りたい」という気持ちをかき立てるような教材である。②には、複雑な構造を模式化した教材、既習事項を基に機能や機序を説明する教材などがある。すなわち、「なるほど」、「そういうことだったのか」と理解・発見する喜びを感じさせる教材である。③の目的を持つ教材には、五感でのとらえやすさ、記憶への定着のしやすさ、他の教育内容との関わりの分かりやすさ等を持ったものが含まれる。すなわち、「覚えやすい」、「整理ができた」と思わせる教材である。

　なお、教材はこれら3点のうち1つ以上の目的をもって活用されているのであって、目的ごとに教材を分類することができないことには留意しなければならない。

2．教材の作成

1）教材作成の意義

　授業において重要なことは、学生が何を理解すればその単元の学習内容を習得したことになるかを見極めることである。そのためには、理療という教科の専門性に基づく学習内容の厳選と、厳選した

内容を確実に伝える工夫が不可欠である。その工夫の１つが教材の活用である。

　教材準備の基本原則として、ファローは関連性、明瞭性、一般形式、強調性、目標設定の５つを挙げている[11]。理療教育における重要事項は常に医学教育のそれと一致するものではないため、一般的な市販教材をそのまま活用することが最善であるとは限らない。理療教育の観点から、より重要な部分を強調し、重要度の低い部分を削除した教材こそが必要である。また、授業との関連性、学生の実態を踏まえた目標設定をも含めて考えれば、その授業に特化した教材を作成することの意義が理解できよう。

２）教材の作成手順

　教材は、「まず教材を作ってみよう」という発想から作られるものではなく、授業を組み立てていく過程で、課題に直面し、その解決策の１つとして作成されるものである。したがって、教材の作成手順は、授業準備の段階も含めて整理しておく必要がある。

(1) 教科書の記載内容の理解

　教科書は教師と学生が共有する学習に関する情報源である。また、通常必要事項が網羅されている。したがって、要点プリント等の自作教材を活用して授業を行う場合であっても、教科書の記載内容は深く理解しておく必要がある。

　そこで初めにすべきことは、教科書に記載されている用語の意味を深く調べ、文や段落が説明している内容を正確に理解することである。調べる際の参考資料は、正書や論文、医学事典を基本とし、インターネット上の記載内容はあくまでも補助的な情報として取り扱うよう留意しなければならない。

(2) 本時の学習内容の重点の決定

　教科書の記載内容を理解した上で、次にすべきことは、何を教えるかである。学習内容に軽重を付け、特に重要な事項、理解が困難な内容等を確認して、本時において重点を置くべき内容を決める。

(3) 課題の抽出と指導方略の検討

　重点が決まったら、その学習内容を指導する具体的な方法の検討

に入る。説明方法の流れを決め、学生がつまずきやすい点、理解が困難だと予想される点を抽出する。その上で、どこでどのような支援をするかを考える。このなかで、教材の必要性があれば作成について検討する。

(4) 教材の作成

　教材の作成に取り組む際には、後述のように授業の課題からその目的を明確にすること、課題分析を通じて内容を整理する観点を持つことが大切である。また、先行研究、実践報告等、先人の智恵を生かすと、より有用性の高い教材の作成を進めていくことができる。

　理療教育における教材の作成は、視覚特別支援学校（以下、盲学校と記す）において積極的に行われている[12〜16]。これは市販の模型が視覚を用いて観察することを前提に作られていて、必ずしも触察に適している訳ではないからである。触覚で観察する教材は、重要部分をより極端に強調する必要があるため、実物と比べるとその形状は不正確となりがちである。しかし、教材の目的や教材準備の基本原則に立ち返れば、視覚に障害のない学生にとっても、特徴を際立たせた教材はイメージ作りや学習効率の向上といった点でむしろ有用である。また、近年の体験的学習の成果や音声を含む教材のニーズは[17,18]、五感を活用して観察する教材の可能性を示しており、盲学校から発信される教材の情報は一見の価値があると言える。

(5) 教材の改善

　教材作成は最初から完璧な物を目指すのではなく、形成的評価を行いながら、徐々に改善を重ねていくのがよい。これは、はじめから最高の物を作ろうとすると、完成までに長い期間を要し、「目前の課題を解決するため」という本来の目的を見失ってしまうからである。たとえ不完全であっても、授業で活用できれば、学生の理解の助けになるという視点を持つことは大切である。また、完璧だと思って使い始めた教材であっても、学生の反応や評価により、あるいは教師自身の新たなアイデアにより、追加、削除、修正が必要になることは多い。そこで最初の教材作成にあまり時間をかけ過ぎず、トライ＆エラーの精神で、活用と修正を繰り返していくのが、よりよい教材作成の近道である。このように教材作成はＰＤＣＡサイク

ルに基づいて進めていくものなのである。

3）教材作成上の留意点

ここでは教材を作成する際に、特に留意すべき点として、目的の明確化と課題分析とを取り上げて説明する。

(1) 目的の明確化

教材は授業における課題を解決するために作成されるものであるが、その際1つの教材でいくつもの課題を解決しようとしないことが肝要である。

例えば図1の上肢帯筋運動模型は、起始と停止の間を結んだ紐を引くと、その筋の作用が再現されるという、起始と停止から作用を学ぶことに特化した自作模型である。作用は、停止が起始に近づくことによって起こる関節運動である。したがって、起始と停止から作用を推測できれば、改めて作用を暗記する必要はなくなる。反対に、教科書には記載のない作用であっても、起始と停止の位置関係から起こりうる動きを予想できれば、臨床上必要な応用力を習得することができる。ここでは筋の走行と作用との関係を理解することが目的であるため、ノイズとなる骨の形状はデフォルメしてある。

このように教材を作成する際には、盛り込む情報を厳選し、絞り込んだ学習目標に効率的に到達できるよう工夫することが重要である。

(2) 課題分析

学習課題は、認知領域、運動領域、情意領域の3種類に分類でき、それぞれ対応する分析手法（課題分析）がある。要点プリントを作ろうとした場合、内容の取捨選択に迷って、できあがってみると、教科書の内容の羅列になってしまっていることがある。そこで、特にプリント教材を作成する際の参考として、認知領域と運動領域の課題分析について解説する。

①認知領域

ガニェは認知領域を、記憶した内容を想起する言語情報と、ルールを学んでそれを応用する知的技能の2つに分類している。

言語情報の課題分析には、学習内容を相互に関連し合うもの同士

第 5 章　教材論

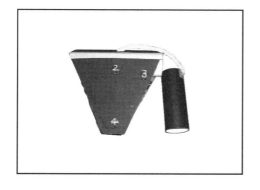
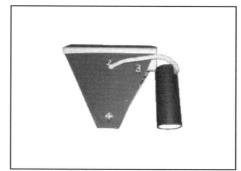
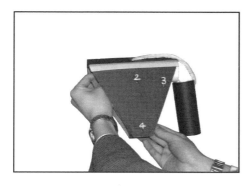
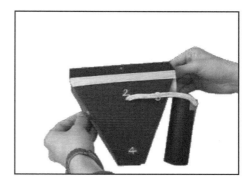
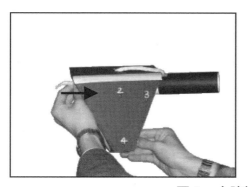
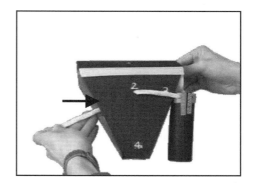

図 1　上肢帯筋運動模型

で整理するクラスター分析が用いられる。大量の学習内容を記憶する際、意味のない順序に配列されているものをそのまま丸暗記するよりも、関連性のあるもの同士で整理されていた方が覚えやすい。解剖学では、全身の筋について、起始、停止、作用、支配神経を学習する。系統解剖学の筋系の場合には、上肢の筋、下肢の筋、体幹の筋というように部位ごとに学習していくので、これは筋の存在部位というクラスターによる分類と言える。しかし、この分類だけで

なく、別の視点からのアプローチも記憶の助けとなる。例えば、筋の付着部に着目して「大結節に付着する筋」とすると、局所解剖学の視点での知識が深まり、臨床において局所の治療で影響を与えられる筋をまとめることができる。また、作用の視点から、「肩関節外旋に作用する筋」とすると、運動学の立場から、関節可動域制限のある患者の治療対象となり得る筋を整理することができる。

　一方、知的技能の課題分析には、学習目標の前提条件となる言語情報や知的技能を洗い出して基礎的なものから配列する階層分析が用いられる。これは既習事項を活用して新しい知識の理解を促すような学習において有用で、学生がこれから学ぶ事項を推測したり、自ら機序や根拠に気付いたりという能動的な思考の場面を設定できる点で、理療教育において活用価値が高い。

　例えば、椎間板ヘルニアの際に感覚障害が出現しやすいデルマトーム領域について学習する場合、以下のような展開となる。

・椎間板の構造、各腰神経・仙骨神経が通る椎間孔の位置と対応するデルマトーム領域を想起する。
・脊柱管と脊髄の長さの違いを確認し、そこから生じる腰神経の脊柱管内での走行角度を推測する。
・L4・L5間の椎間板ヘルニアの際に脱出した髄核が刺激しやすい腰神経と、感覚障害が出現する領域を考える。

　知的技能の課題に対するプリント教材は、こうしたショート・ステップを踏む形式で作成するのがよい。こうすることにより、学生は能動的に思考し、ステップをクリアする度に理解する喜びを感じることができる。また、もしも学生の理解が不十分な場合でも、教師はそのつまずきがどこで生じたのかを即座に発見し、その場で正しい理解に導くことが出来るからである。

②運動領域

　運動領域の課題分析には、必要な手順を時系列的に列挙する手順分析が用いられる。ここで最も重要なことは、各手順ごとに行う動作の目的を確実に理解させることである。

　例えば、徒手による整形外科的検査法のスパーリングテストの方法をプリント教材にする場合、その手順は、

第 5 章　教材論

・頸部を後側屈する。
・頭頂部を頸部の長軸方向に圧迫する。

の2つになる。しかし、この手順のみを記載するのでは不十分で、少なくともその検査法全体の目的、できれば各手順の目的を明記する必要がある。ここでは、1つめの手順で各頸椎を右側に傾けて右頸椎椎間孔をせばめ、2つめの手順で上下の頸椎間の隙間をさらに狭くして、頸神経根を圧迫している。その結果、頸神経根が刺激されて、側屈側の上肢に放散痛が生じる。各手順の目的を理解していれば、反対側の肩上部に生じた筋肉のストレッチ痛を以て陽性と判定したり、頭部の圧迫方向を頸部の側屈を矯正する方向に誤ったりすることはないはずである。

　検査法の目的を理解していれば、臨床の場において正確な実技を行うことができ、また可動域制限等で標準的な手順を踏めない場合であっても、応用的な方法を工夫することが可能である。授業や試験の場においては、学生が様々な書籍等を参考に、指導した方法とは異なる手順で検査を進めることがあるが、その場合でも、目的を達成できているか否かを基準にすることで、学生に一貫した指導と評価を行うことができる。

3．教材の活用

　作成した教材を有効に機能させるためには、その目的に合わせて活用法を工夫する必要がある。そこでここでは、教材の目的ごとに例を挙げ、提示するタイミングや方法について述べていくこととする。

1）学習内容の理解を助ける

　理療教育の学習内容は難解かつ膨大であるため、新しく学んだ事項を想起しやすいように、意味付けしたり、根拠を整理したりする働きかけが欠かせない。これはガニェの9教授事象の「事象5　学習の指針を与える」に当たる。

　階層分析によって学習内容を基礎的なものから順に配列した教材は、学生が論理的思考を活用してステップ・バイ・ステップで学ん

理療教育学序説

でいける点で、理解を助ける教材と言える。この教材を生かすには、発問と解答とを交互に提示できるプレゼンテーション・ソフトウェアを活用するのがよい。具体的には、まず最も基礎的な内容について発問のみを提示して、学生に能動的に思考させ、いくつかの意見が出たところで正解を示す。続いて次の段階の発問を表示して学生に考えさせ、その後解答を提示するということを繰り返していくのである。学生は問いのみを見て思考することができ、クラスメイトの発言を聞いて考えを深めた後に正解を確認することで、強く印象に残すことができる。

2）学習効率を高める

　複雑な構造を学ぶ場合であっても、事前に模式図や簡略化した模型でイメージを把握できていると、そこに細かい部位を追加してい

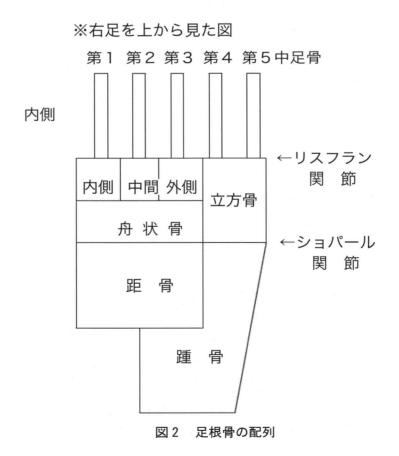

図2　足根骨の配列

く形で理解を進められるため効率がよい。例えば、足根骨の配列の学習の際、はじめから骨格模型を見るよりも、**図2**のような簡略化した模式図を事前に見て位置関係をイメージできていた方が、模型観察を効率的に行うことができる。

一方、スカルパ三角のように筋の立体的な走行の理解が必要な場合には、まず模型で鼠径靭帯、縫工筋、長内転筋の位置関係を確認した上で、模型観察後に復習用の教材として、**図3**のような模式図を配付するのがよい。理解した内容を想起するための教材があると、家庭での復習に活用でき、学習効率の向上につながるからである。

このように同じような模式図であっても、授業展開や目的によって提示時期を工夫すると、教材はより有効に機能するようになる。

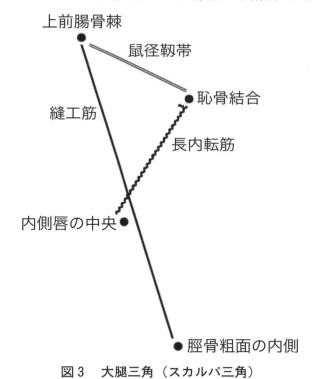

図3　大腿三角（スカルパ三角）

3）学習意欲を高める

学習者の意欲喚起の理論についてケラーは、注意、関連性、自信、満足感の頭文字を取ったＡＲＣＳモデルを提唱している[19]。

このうちの注意喚起及び興味・関心と関連付けた目標提示は、前

述のガニェ9教授事象の事象1および2に対応しており、授業展開における導入の段階で行うのが効果的である。具体的には、学習内容に関連したニュースや日常の場面、症例の提示等がある。この際、五感を刺激するとともにより臨場感を持たせるために、音声付きの動画や模型を用いるのが有効である。

　自信、満足感は小さな成功体験の積み重ねによって形成されていく。授業の中では、新しい学習内容を既習事項から推測できたり、学んだ内容の意義や根拠を説明できたりすることが、理解できた喜びにつながる。したがって、教材を活用して、できるだけ学生が能動的に思考し、正解にたどりつけるような支援を心がけるべきである。また、各学習内容の理解度を確認する発問の際に、学生のつまずきに気付いたら、展開で活用した教材を再提示して、学生自身に考えさせながら正解に導いていくと、自信や満足感を高めることができる。

　以上、教材の目的に合わせて活用方法の例を挙げてきたが、どの働きかけにおいても学習意欲の向上と密接な関係がある。学習意欲が高まれば、学習活動への参加は積極的になり、問題意識を持ったり、課題解決について考えたりという能動的な活動につながる。こうした活動は学習効果として現れ、さらなる学習意欲の向上へと循環していく。教材の活用は、この循環を促進するものでもあるのである。

4．おわりに

　ケンバーは、教育を教師の教授法あるいは教育に対する認識から、指導者中心かつ内容志向型と学習者中心かつ学習志向型に分類している[20]。前者は教師が学生に情報や知識を与えることに重点を置く教育であり、後者は学生が学習することを教師が支援する教育である。理療教育は医学教育と同様に、知識の量よりも、その知識を応用する力が求められる。したがって、学生の学習を促進することにこそ重点が置かれるべきである。

　学習を支援する方法として、本章では教材を取り上げ、その意義

と目的、作成方法、活用方法について述べてきた。日々の教師としての業務の中で、教材を作成する時間の確保は大きな課題である。しかし、はじめから完成版を目指すのではなく、不完全であっても学生の支援になると考えて、少しの時間を割くことを検討してもらいたい。自作教材を活用した授業の中で感じることのできる、理解した瞬間の学生の明るい表情や、「すごくよく分かりました!!」という弾んだ声は、何物にも代えがたい喜びである。1人でも多くの理療科教員が、学生の学習を支援するための教材作成に取り組むことを心から期待したい。

参考文献

1）細谷俊夫　奥田真丈　河野重男　今野喜清（1990）：新教育学大辞典、第一法規出版株式会社.
2）梅根悟　海後宗臣（1961）：現代教育事典、明治図書出版株式会社.
3）天城勲　奥田真丈　吉本二郎（1968）：現代教育用語事典、
4）牧昌見　池沢正夫（1985）：学校用語事典、株式会社ぎょうせい.
5）下中邦彦編（1979）：新教育の事典、平凡社.
6）石堂豊　金子孫市（1979）：現代教育活動事典、世界書院.
7）岩内亮一　本吉修二　明石要一（2010）：教育学用語辞典、株式会社学文社.
8）青木一　大槻健　小川利夫　柿沼肇　斉藤浩志　鈴木秀一　山住正巳（1988）：現代教育学事典、株式会社労働旬報社.
9）片上宗二　山崎英則（2003）：教育用語辞典、株式会社ミネルヴァ書房.
10）原聡介（2008）：教職用語事典、株式会社一藝社.
11）Peter Cantillon　Linda Hutchinson　Diana Wood　著／吉田一郎　訳（2004）：医学教育ABC―学び方,教え方、篠原出版新社.
12）工藤滋（2013）：シンポジウム―専門基礎科目の教授法　能動的な授業参加を促す授業実践―盲学校における解剖学の授業を通じて、鍼灸手技療法教育研究、9、13-17.
13）長﨑龍樹（2013）：シンポジウム―専門基礎科目の教授法　臨床医学各論における触察模型を活用した指導―腰痛の主要原因を中心に、鍼灸手技療法教育研究、9、21-25.
14）工藤滋（2012）：盲学校理療科における教材開発推進に向けての方策―平成23年度全日盲研理療分科会討論会の成果を中心に、理療教育研究、34(1)、29-40.
15）工藤滋（2013）：盲学校理療科における模型教材を活用した指導法の研修の成果と課題―平成24年度全日盲研理療分科会討論会の成果を中心に、理療教育

研究、35(1)、1-10.
16）工藤滋（2014）：盲学校理療科における教材を活用したわかりやすい授業のための方策—平成25年度全日盲研理療分科会討論会の成果を中心に、理療教育研究、36(1)、65-76.
17）塚本義弘　西方敦博　清水康敬（1999）：回転立体オブジェクトの能動的・受動的学習の効果の検討、電子情報通信学会総合大会講演論文集、情報・システム（1）、280.
18）瀬戸崎典夫　岩崎勤　森田裕介（2010）：タンジブル太陽系教材を用いた能動的操作による学習効果の検討、日本教育工学会論文誌、34、105-108.
19）鈴木克明（2002）：教材設計マニュアル—独学を支援するために、北大路書房.
20）John A.Dent　Ronald M.Harden　著／鈴木康之　錦織宏　監訳（2010）：医学教育の理論と実践、篠原出版新社.

理療教育学序説

第6章 評価論

福島県立盲学校　渡辺　雅彦

1．評価とは

　評価とは作品や人を対象に値段や価値を決めることをいう。「評」という漢字には議論をぶつけて物のよしあしを公平にさばく[1]意味を持っている。

　値段や価値を決めるためには基準や価値観の設定が必要になってくる。基準や価値観の設定によっては評価が大きく異なってくる。例えば芸術作品の評価や時代の評価は基準が複数提示され評価そのものも1つではなくなる。複数提示されることも少なくない。評価はこのような性質を持っている。

2．評価の流れ

　評価は人間だけにみられることではなく、サルの世界でもみられることである。それは腕力を基準にしてその集団の中での序列が決められる。そのことにより群れ全体の安定を保とうとしている。その社会の安定や社会が持っている一般化された考えを肯定するために評価は誘導されることがある。

　人類の歴史の中で初めて大規模に評価が行われたのは「科挙」である。科挙は隋の文帝により始められた。文帝は家柄や血縁を中心とした貴族の影響力を廃し自身に権力を集中させようとした。その権力を支える官吏の採用のため科挙が考えられた[2]。試験は全土で行われ各地方で行われる試験を経て本試験が行われた。試験は古典から出題され記述式で行われた。多くの人の中から公平に選ぶことで官吏の正当性を示そうとした。

第 6 章　評価論

　中世においてヨーロッパではキリスト教が社会の中で価値の中心であった。14～16世紀になると宗教改革の動きが現れた。そこでみられる諸派の主張はそれまでの中世カトリックと違い、現世を重視する考え方が示された。現世の生き方として禁欲的に働くことが神の御心にかなうと考えた。この考え方は資本主義的経済活動と結びつき、労働者が勤勉に働くこと、資本家が飽くなき利潤追求をすることを肯定した。キリスト教の価値観は資本主義経済を発達させる背景となった[3]。

　キリスト教の教義の変化は人の評価も変化させた。経済活動と宗教倫理のむすびつきは活発に経済活動をする者が評価される基盤となった。工業化の進展はそれまでの主たる産業である農業の集団的生産活動に代わり、工場での個々の働く能力が問われるようになった。

　宗教改革と同時期におこった学芸の転換であるルネサンスによる科学の発展は、従来の哲学を破壊し数学的手法を新たな哲学的方法とした。それにより自然を数学的に表現できるという認識がでてきた[4]。また、物理学は観測と実験により物体の動きを数値化することで普遍的な法則を導き出し科学となった。自然を正確に測定することで新たな法則を発見する様子は、あらゆるものを測定し捉えようとする考え方を生み出した。心理学の世界でも精神物理学的アプローチが登場した。

　数値化による科学的な方法で人間の能力を測ろうとする試みに、サミュエル・ジョージ・モートンがいる。彼は1839年に出版された本の中で、頭蓋骨の内容量を測定し各人種間の知能の優劣を報告している。結果は容量の最も大きいのは白人、中位がインディアン、黒人が最下位になっている。この結果はその当時のアメリカ人が持つ先入観に一致するものであった[5]。このように頭蓋骨を計測することで人の能力を測ろうとする頭蓋計測学の大家としてポール・ブロカがいる。その同国人にビネー（Binet, A.）もいる。ビネーは初め知能の測定に頭蓋計測学を研究した。しかし、優秀な生徒とそうでない生徒との違いはわずかでこの学問に疑問を持ち、別の手法により知能を捉えようと研究手法を変えた。ビネーは知能検査法を考案し

知的障害児の早期発見に使用した。知的障害児を早期に発見し適切な教育を受ける機会を保証しようとした。しかし、ビネーの意図とは異なり複数の知能検査が開発されその数値が独り歩きすることになった。

　1920年代になるとビネーの知能検査の影響も受け、学力を客観的に測定しょうとする運動が活発になった。それまでの学校での評価は口頭試問や論述式の試験で行われ、評価者間で結果にひらきがあった。それに対して客観テスト（真偽法、多肢選択法）が考案され盛んに行われた。これを教育測定運動という。その中で相対評価も行われた。特定の集団の中で個人の得点がどの位置にあるか、正規分布を利用して示す方法である。

　ここまでが20世紀初頭までの評価に関する流れである。

3．教育評価とは

　「エバリュエーション」の翻訳が教育評価である。この概念を提唱したのはタイラー（Tyler, R. W.）である。教育評価が提唱された背景には当時盛んになっていた教育測定運動への批判がある。試験に対して学生が強く意識することで学習が暗記や想起になっている。子供達へ盛んに測定が行われたが、結果的に子供達の序列化になっているというものである[6]。

　タイラーは試験を廃止するのではなく「その試験が実際に教育実践に与える効果を認めた上で、その効果を教育的価値の実現の方向でコントロールしようとする」[7] ことを考えた。

　教育測定運動では統計手法を用いて評価の基準とした。しかし、教育評価では教育目標を評価の基準とした。このことにより評価の枠組みが変わった。

　タイラーはテスト作成にあたって行動目標を提案している。行動目標は教育内容だけでなく学習者の行動と学習内容を関連して提示する目標である。「〜に関心を持つ」「〜について説明できる」などの表現で表される。

4. ブルームの目標分類学（タキソノミー：Taxonomy）

　タキソノミーはタイラーが提唱した教育評価の延長線上にある。教育の中で達成すべき目標の段階を体系的にまとめたものである。目標を認知的領域、情意的領域、精神運動的領域の3つの領域に大別している。認知的領域では知識とそれを活用する能力をまとめている。情意的領域では態度や価値観の形成過程を示している。精神運動的領域では身体を使った技能に関する目標を段階的に示している。この分類は「知識」「態度」「技能」として捉えられカリキュラム開発、評価に活用されている。

5. 理療教育と教育評価

　理療教育の中で教育評価の研究へ目を向ける契機となったのはOSCE（Objective Structured Clinical Examination 客観的臨床能力試験）の登場によるところが大きい。OSCE（オスキー）はそれま

表1　評価表と評価表使用のためのマニュアル

①ステーション　医療面接（課題①）

評価表　—医療面接—			インタビューのコンテント		
受験番号　　氏名			必須8項目（10～17）		
	良い	悪い	9. 発症：（はっきりしない）	□	□
	Yes	No	10. 部位：		
インタビューのプロセス			（後頭部）（頚筋から頭部へ放散）	□	□
	4 3 2 1		11. 性状：（締めつけられる感じ）		
1. 自己紹介した	□□□□		（持続性）（非拍動性）	□□□□	
2. 患者の名前を確認した	□	□	12. 程度：（ADLには障害がない）	□	□
3. 最初は患者に話をさせた			13. 持続：（数時間～1日）	□	□
（話を遮らなかった）	□□□□		14. 頻度：（1～2回/月）	□	□
	45s＞　＞15s		15. 誘因：（疲労、ストレス）	□□□□	
	30s＞　15s以下		16. 随伴症状：		
4. 要約を述べた	□	□	（めまい、悪心・嘔吐、耳鳴り）	□□□□	
解釈モデルを把握した			17. 合併症：（高血圧、低血圧）	□	□
5. 症状は増悪してきている	□	□	18. 定期服用薬	□	□
6. 頭蓋内病変を心配している	□	□	(19. 生理：	□	□)
7. 受療行動を尋ねた	□	□			
8. （インタビューの最後に）			得点　　　　　　　　　　　　　点		
言い忘れたことがないか尋ねた	□	□			

で行われていた臨床能力を測る試験を改善する目的でHarden[8]により提唱された。試験方法は受験者が複数のステーションと言われる試験箇所を回り実技や試問を受ける形式で行われる。評価にはチェック票を用い点数化し客観性をもたせた（**表1**）。

　理療の世界では1998年に丹澤らが鍼灸師の施術能力の評価にOSCEの利用を検討している[9]。2000年には文部科学省研究委託として「OSCE調査研究会」[10]が発足し、2003年まで研究が続けられた。

　2001年には「21世紀における医学・歯学教育の改善方策について」[11]と題した報告書が出された。この報告書では患者ニーズの変化、生命科学の進歩により学ばなくてはならない知識量の増加などにより医学教育の改革を提言している。改革の内容としてモデル・コア・カリキュラム、OSCEの導入が挙げられている。この報告書は理療教育における研究活動、評価の議論を活発にさせる役割を果たした。

　下記は丹澤らが示した評価票である。

　評価の議論は日本鍼灸手技療法研究会[12]においても行われ、3年間（2007～2009年）にわたり基礎実技（鍼実技）の標準化が試みられた。初年次には評価表の必要性の確認[13]、2年次には試作した評価票の実技での評価[14]。3年次には試作版を改善し完成版を作った[15,16]。**表2、3**が完成版の評価票である。

6. 羅生門的アプローチ

　「羅生門的アプローチ」の羅生門は芥川龍之介が著した「藪の中」を、黒澤明監督により映画化された作品のタイトルからとっている。物語は検非違使に問われた木樵（きこり）が山かげで男の死骸を見つけたことを話しだすところから始まる。この後に登場する人物が男の死についてそれぞれ違った話しを語りだす。男の死は変わらない事実でありながら死に至るまでの経過はばらばらで判然としない。1つの事実に対してそれぞれの見方があることを示す物語である。

　羅生門的アプローチは日本で行われたカリキュラム開発に関する国際セミナーでアトキン（Atkin, J. M.）が、工学的アプローチと

第6章 評価論

表2 鍼実技評価表 視察者用

□ 課題例　　　　　　　　　　　　　　　　　　　　　　　　　　得点：＿＿＿＿＿＿＿＿

手指の洗浄を行った後、6分間で下腿の脾経および胃経から指定された経穴を1穴ずつ取穴し、指定された深さまで直刺を行う。
経穴名：＿＿＿＿＿＿＿＿＿＿＿＿＿＿＿＿＿　刺鍼の深さ：＿＿＿＿＿＿＿＿＿＿＿＿
使用鍼はディスポーザブル寸6の2番ステンレス鍼

実施日：2009年　月　日（　曜日）　　学校名：＿＿＿＿＿＿＿＿＿＿＿＿
評価者：＿＿＿＿＿＿＿＿＿＿＿＿　　　　　被評価者：＿＿＿＿＿＿＿＿＿＿＿＿

- 操作レベル：指示通りに行うことから始まり、ある行為を選んで手探り状態でそれをやってみる。特定の操作が一応できるようになるところまでを含む。
- 精確化レベル：一応できるようになった行為が速く正確に、そして洗練された形で行われるようになることであり、そのために必要な統制能力を修得する ことまでを含む。
- 自然化レベル：多くの行為を調和した形で順序よくリズミカルに行えるようになり、適切な時期に適切な順序で活動できるよう行為を調整する能力を獲得する。 そして、行為が自然化し習慣化するという形で技能に習熟する。

	操作レベル	精確化レベル	自然化レベル	点数	備考
手指の洗浄・消毒	出来ない 0点	課題あり 5点	標準的 7点	上手 10点	
施術部位の消毒	出来ない 0点	課題あり 5点	標準的 7点	上手 10点	
前揉法	出来ない 0点	課題あり 1点	標準的 3点	上手 5点	
取穴	出来ない 0点	課題あり 5点	標準的 7点	上手 10点	
押手	出来ない 0点	課題あり 5点	標準的 7点	上手 10点	
切皮	出来ない 0点	課題あり 5点	標準的 10点	上手 15点	
刺入・抜鍼	出来ない 0点	課題あり 5点	標準的 10点	上手 15点	
後揉法	出来ない 0点	課題あり 1点	標準的 3点	上手 5点	
姿勢・位置取り	出来ない 0点	課題あり 5点	標準的 7点	上手 10点	
総合	出来ない 0点	課題あり 5点	標準的 7点	上手 10点	
			合計		

表3 鍼実技評価表 患者役用

□ 課題例　　　　　　　　　　　　　　　　　　　　　　　　　　得点：＿＿＿＿＿＿＿＿

手指の洗浄を行った後、6分間で下腿の脾経および胃経から指定された経穴を1穴ずつ取穴し、指定された深さまで直刺をう。
経穴名：＿＿＿＿＿＿＿＿＿＿＿＿＿＿＿＿＿　刺鍼の深さ：＿＿＿＿＿＿＿＿＿＿＿＿
使用鍼はディスポーザブル寸6の2番ステンレス鍼

実施日：2009年　月　日（　曜日）　　学校名：＿＿＿＿＿＿＿＿＿＿＿＿
評価者：＿＿＿＿＿＿＿＿＿＿＿＿　　　　　被評価者：＿＿＿＿＿＿＿＿＿＿＿＿

	No	評価項目	配点				点数	備考
I	1	手指の消毒	出来ない 0点		出来る 5点			
	2	施術部位の消毒	出来ない 0点		出来る 5点			
施術	3	取穴時の触察	出来ない 0点	課題あり 5点	標準的 7点	上手 10点		
	4	押手の安定性	出来ない 0点		出来る 5点			
	5	切皮痛・刺入痛・抜鍼	出来ない 0点	課題あり 5点	標準的 10点	上手 15点		
	6	刺入方向	出来ない 0点	課題あり 5点	標準的 7点	上手 10点		
	7	深さ	出来ない 0点	課題あり 5点	標準的 10点	上手 15点		
	8	術式の流れ	出来ない 0点	課題あり 5点	標準的 7点	上手 10点		
	9	時間	出来ない 0点	課題あり 5点	標準的 7点	上手 10点		
II	10	全体感	出来ない 0点	課題あり 5点	標準的 10点	上手 15点		
						合計		

表4 「工学的接近」と「羅生門的接近」の対比 (1)
—一般的手続き—

工学的接近
(technological approach)

一般的目標 (general objectives)
　↓
特殊目標 (specific objectives)
　↓
「行動的目標」(behavioral objectives)
　↓
教材 (teaching materials)
　↓
教材・学習過程 (teaching-learning processec)
　↓
行動的目標に照らした評価。
(evaluation based upon behavioral objectives)

羅生門的接近
(rashomon approach)

一般的目標 (general objectives)
　↓
創造的教授・学習活動 (creative teaching-learning activities)
　↓
記述 (description)
　↓
一般的目標に照らした判断評価
(judgement against general objectives)

表5 「工学的接近」と「羅生門的接近」の対比 (2)
—評価と研究—

工 学 的 接 近	羅 生 門 的 接 近
目標に準拠した評価 (goal-reference evaluation)	目標にとらわれない評価 (goal-free evaluation)
一般的な評価枠組 (general schema)	さまざまな視点 (various perspectives)
心理測定的テスト (psychometric tests)	常識的記述 (common sense description)
標本抽出法 (sampling method)	事例法 (case method)

『カリキュラム開発の課題—カリキュラム開発に関する国際セミナー報告書—』(1975 文部省)

の対比で示した用語である[17]。工学的アプローチは一般的目標を設定し、それを分節化した目標（特殊目標）にする。特殊目標を行動的目標の形で表現する。目標を達成するために教材を作り教育活動を行う。その後、教育目標が達成されているか行動目標に照らして評価を行う。工学的アプローチでは目標を設定し、効率的に目標を達成できるよう教材を作成することを考えている。それに対して羅生門的アプローチでは一般的目標を設定し、専門家としての教師が創造的な学習活動を行い、学習の結果から現われた事象を出来るだけ多様な視点で目標に限定せず詳しく記述する。その記述から一般

的目標がどれだけ達成されているか判断する。一般的目標はあるがそれに達するまでの方法については自由である。目標達成までの効率を追求していない（**表4**）。

評価の観点から工学的接近をみると行動目標に照らして評価することになり、「目標に準拠した評価」（goal-reference evaluation）となる。それに対し羅生門的接近では目標からいったん離れた記述を重視することになり、「目標にとらわれない評価」（goal-free evaluation）となる（**表5**）。

理療教育では多様な年齢層、学力や学習背景も様々な学習者が入ることを考えると羅生門的アプローチも有用な考え方である。

一般目標が「理療を通して地域社会へ貢献する」とするならば、それへ向かう方法や学習年限は多様であってかまわないとなる。

7．江戸の教育

日本は経済の低成長時代に入り高い経済成長が期待できない成熟社会になっている。このような社会は江戸時代の後期にみられた状況である。このような状況下で社会が子供にどのような教育をしてきたかをみることで評価について考えたい。江戸の教育については辻本[18]の著書を参考にする。

江戸で庶民の教育を支えたのは「手習塾（てならいじゅく）」である。寺子屋という表現がよく使われるが、これは関西の表現であり江戸では「筆道指南所」「幼筆指南所」「手習所」「手習子屋」など複数の呼び名があり、本質的には子供の手習を行う場所である事から手習塾と呼ぶのが適当である。

江戸の町中の手習塾の普及率は判然としないが、子供達が歩いて通える範囲にあった。手習塾は8才程度になると通いだすのが普通であったが入塾する決まった年齢はなかった。また、塾に通う時間も決まっておらずそれぞれの家庭の事情に任せられていた。さらに、学習内容も個々の子供達に合わせていた。商家の子には「商家往来」、農民の子には「農人往来」という本が与えられ、その本の読み、書き写し、内容の理解という手順で学習を進めた。手習塾で使われた

教材を「往来物」と呼ぶ。この教材は手紙の用例集がもとになっており、手紙のやり取りするところからこの呼び名がついた。手習塾が普及してくると往来物の種類も増え7000種にもなった。

手習塾では数人から10数人が一緒に学習している。現在の学校教育のような教師が生徒の前に立ち、生徒が教師のいる方向を向き学習するスタイルはとらなかった。自分の机をどこに置くかも自由で方向もバラバラであった。

江戸後期の子供の教育は個別指導であり、世の中に出たときにすぐに役立つ実学教育である。その中の評価は、指導の中で個々の子供の状況や進度を確かめ、その場の指導にいかす形成的評価のみである。

手習塾の教育を支えた考え方を落語を通して考えたい。落語は演者が客の前に座り物語を語る話芸である。語られる話は江戸、明治から伝わってきている古典落語と現代に作られた新作落語とがある。江戸庶民の生活は文書として残っておらず、川柳や浮世絵、落語を通してのみ庶民の考え方を知ることができる。

古典落語に「孝行糖」[19]という噺(はなし)がある。親孝行が認められた与太郎という少し頼りない男がお上からご褒美を貰う。お金を与太郎に任せておくと考えないで使ってしまうので、長屋の世話役が集まり与太郎が安楽に暮らせるように小商いをさせるようにする。この当時、人気の役者にあやかって璃寛糖(りかんとう)と芝翫糖(しかんとう)という飴が売り出されていた。これにならい孝行糖という飴を売らせることにする。派手な身なりと飴売りの口上も考えてやった。

江戸庶民の考え方としては若い者は仕事を持って自立することを良いことだとしていた。それに向けて周囲の人達も知恵を出し合い自立に向け助けている。

江戸時代の評価を考えると世間（地域共同体）が考える目標があり、それに向けて世間が子供達を支えるようになっている。子供達の間に序列もなく高い目標、低い目標という考えはない。子供と師匠との間にある評価はその子供の状況把握であり、他との子供との比較ではない。子供と師匠との間で行われるのは対話である。

8．評価のまとめ

　評価についてみてきた。知識や技能を習得しているか判断するために様々な試みがされた。人の能力は多面的で時間とともに変化していく。それを客観的に信頼性の高い評価方法を考えようとした。

　教育測定運動では、各教師が行う試験の点数の出方にばらつきが大きいことに批判があり客観的な評価の必要性が言われた。それに対して種々なテスト法が考案された。点数化により科学性も担保されると考えられた。しかし、テストによって出された点数は教育の枠を超えて意味を持ち、その人そのものを評価するような誤解をまねくことになった。多面的な人間を客観的に捉えようとすることは困難である。

　教育の中で評価をするのは、その評価が学習者の状況を把握し指導に生かすためにのみ行われなくてはならない。そのときの評価者は指導者であり評価基準はその指導者の持つ価値基準である[20,21]。しかし、現在の社会環境は納税者や保護者、学習者などの利害関係者に対して教育の成果や過程を説明する責任がある。その際に最も説得力を持つのは数値である。その数値で評価をし、それを利害関係者へ伝えることは意味がある。しかし、そのときの評価もそれ以上のものではなく教育の目的を達するための便宜上の手段にすぎない。

　価値基準の形成にあたっては江戸期の教育が参考になると思う。世間が持つ大まかな倫理観を背景に自立に向けて知恵を出し合っている。職業教育である理療教育では各学習者が自立に向けて知識、技術の習得に取り組んでいる。それをどのように実現していくか、その対話の材料としての評価であってほしい。

参考文献
1）スーパー大辞林3.0、三省堂
2）宮崎市定、科挙 中国の試験地獄、中公新書、pp3
3）脇本平也、宗教学入門、講談社学術文庫、2013 pp254
4）トレルチ、ルネサンスと宗教改革、岩波書店、1994 pp108-110

5）スティーヴン・J・グールド、人間の測りまちがい 差別の科学史 上、河出文庫、pp.127-128
6）田中耕治、よくわかる教育評価第2版、ミネルバ書房、2010 pp.4
7）田中耕治、教育評価、岩瀬書店、2013 pp.24
8）Harden RM, Stevenson M, Downie WW, Wilson GM. Assessment of clinical competence using objective structured examination. British Medical journal 1975. Feb;1（5955）:pp.447-451.
9）丹澤章八ほか、はり師、きゅう師の施術能力に関する客観的評価方法の検討（第1報）、全日本鍼灸学会雑誌、第48巻1号．1998：pp.17-39.
10）東京衛生学園専門学校、平成14年度専修学校職業教育高度化開発研究委託最終事業実績報告書「鍼灸等臨床教育におけるOSCEの導入に関する調査研究」2003
11）医学・歯学教育の在り方に関する調査研究協力者会議、21世紀における医学・歯学教育の改善方策について―学部教育の再構築のために―、2001
12）2003年に「あはき教育懇話会」として発足した教育研究会である。この研究会は日本理療科教育連盟と東洋療法学校協会が協力してつくった会で両団体の教員同士が集まって議論する場になっている。
13）河井正隆ほか、はり基礎実技・マッサージ基礎実技における評価の標準化に向けて、鍼灸手技療法教育、第4巻．2008：pp.31-36.
14）渡辺雅彦、河井正隆、基礎実技の標準化に向けてII、鍼灸手技療法教育、第6巻．2010：pp.38-42.
15）栗原勝美ほか、分科会「はり基礎実技の標準化に向けて」、鍼灸手技療法教育、第6巻．2010：pp.48-59.
16）渡辺雅彦、河井正隆、基礎実技の標準化にむけてIII、全日本鍼灸学会雑誌、第60巻3号．2010：pp.586-586.
17）文部省、カリキュラム開発の課題―カリキュラム開発に関する国際セミナー報告書―、1975
18）辻本雅史、「学び」の復権 模倣と習熟、角川書店、1999
19）矢野誠一、落語手帳、講談社、2011
20）続有恒、教育学叢書21 教育評価、第一法規、1969 pp.185
21）四方實一、教育評価と測定、教育測定法研究所、1949 pp.17

理療教育学序説

第7章 学生指導論
－理療教育における教員の役割－

東海医療学園専門学校　理事長・校長　杉山　誠一

1．はじめに

　近年、学校の自己点検評価や第三者評価が進む中、学生満足度を高めるための調査や、その結果に基づいて学生サービスの向上に努める教育機関が増えつつある。今や全入時代を迎え、大学も専門学校も入学生を確保するために様々な努力を重ね、中には過剰とも思われる学生サービスを提供する教育機関もあると聞く。筆者は、学生満足度とは「顧客である学生が学校に入学して数年間の厳しい研さんを積んだ後、学生自身が大きく成長したと実感する、その感動の度合い」と捉え、日頃学生や教職員の理解に努めている。教育機関は、学習や生活環境の整備など学生サービスの向上に努めることはもちろん大切であるが、本来の目的である学習者を成長させることに主眼を置き、教育の質向上に努めなければならない。

　平成17（2005）年の中央教育審議会答申「わが国の高等教育の将来像」では、大学・短大、専門学校への進学率が約75％に達している状況を踏まえ、各高等教育機関が個性・特色を明確化し、それぞれの役割・機能を踏まえた教育や研究を展開すべきこと、また、将来に向けて取り組むべき施策として、アドミッション・ポリシー（入学者受け入れ方針、教育理念）、カリキュラム・ポリシー（教育課程の編成・実施の方針）、ディプロマ・ポリシー（出口管理－学業評価）を明確にし、これらを関連付けた学校運営に努めることが重要であると提言している。

　あん摩マッサージ指圧師、はり師、きゅう師養成施設または学校の使命は、国民のために安全かつ適切な施術を行うことのできるあん摩マッサージ指圧師、はり師、きゅう師（以下「あはき師」）を

養成し、保健衛生の向上に寄与することである。この使命を果たすべく、各校においては「入学者受け入れの方針は明確か、その方針に基づき適切な入学者選抜が行われているか」「適切なカリキュラムが設定され、それに基づいた教育活動が行われているか」「何を身につけたかを担保する質の評価システムがあるか」などについて、自己点検評価はもとより学校関係者評価や第三者評価を実施することが重要である。したがって、あん摩マッサージ指圧師、はり師、きゅう師の教育（以下、理療教育）に従事する教員は、施術者としての適性を有する入学生を選抜し、その学生が目標に到達できるよう学習者の立場にたって支援していくことが求められる。

　教育とは「学習者に価値ある変化をもたらすプロセス」といわれている。一人ひとりの学生が良い方向へと変わるために、教員はいかに介入し支援していくか、思考錯誤を繰り返しながら自身も成長していくのである。これらを踏まえて、以下、教育機関として重要な、アドミッション（入学者選抜）、カリキュラム（カリキュラム開発と教育実践）、ディプロマ（卒業認定）という3つの領域における教員の役割について述べる。

2．入学者選抜

　良いあはき師を養成するには、その適性を有する者を入学させることが必要である。良きあはき師としての適性とは何か。適性には、①能力的適性　②人格的適性　③身体的適性の3つがある。能力的適性は学力や技能であり、人格的適性は、意欲、熱意、探求心、人間性、協調性などを、身体的適性とは、心身ともに健康で施術者の業務を行う上で大きな支障がないということである。これらの適性を評価するために、一般的な入学者選抜として学力試験や小論文、面接、グループディスカッションなどが行われている。

1）入学（学力）試験

　入学（学力）試験と国家試験とを含む入学後の成績との関係については、強い相関があるとする伊藤らの報告があるが[1]、試験の科目と学習分野との関係などを含め、この課題についての研究データ

は十分とはいえず、今後さらなる検討が必要であろう。また、高校の成績と入学後の成績との関連等については、相関があるとする報告が多くあることから、高校の調査書は判定の資料として有効に活用すべきであろう。

2）面接

　面接は、人物（態度やコミュニケーション能力）を評価し、施術者としての適・不適を判断する方法として、多くの養成施設等で実施されている。しかし、医学教育では従来型の教員による面接について、「主観的で信頼性・妥当性が低い」「医師としての能力と相関するエビデンスがない」などの報告があり、面接の在り方が問われている。近年、欧米の医学部ではマルチプル・ミニ・インタビュー（multiple mini interview）の成績がアウトカムとよく相関するとして採用されている[2]。これは、複数の面接ステーションを設け、受験者にあらかじめ用意したシナリオを読ませ、質問に対する回答から、倫理的思考や共感的態度、協調性、コミュニケーション能力などを評価する方法である。

3）アドミッション・オフィス（Admissions Office：AO）入試

　近年、AO入試といわれる入学者選抜が、高等教育機関で盛んに行われるようになった。本来は、学力より意欲や熱意、目的意識などを重視し、個性豊かな人材を求めることを目的とした入学者選抜であるが、わが国では私立大学や専門学校による入学者確保のための"青田買い"との批判や、AO入試が学生の学力低下につながっていると危惧する声もある。各養成施設においては、入学者選抜における評価と国家試験を含む入学後の成績との関係や、マルチプル・ミニ・インタビューなど新たな方法の有用性について検討し、より妥当性・信頼性の高い入学者選抜の実施に努めることが求められる。

　かつて、あはき師養成施設は全国的に入学志願者が入学定員を上回る、いわば"狭き門"であったが、近年、養成施設数が増えたことなどにより"狭き門"の時代は過ぎ去り、志願者数の減少に伴い入学者選抜が十分な機能を果たせない状況になりつつある。しかし、教育機関はアドミッション・ポリシーを明確に示し、求める学生像に照らし合わせ、将来良き施術者となりうる人物を選抜することが

重要である。また、特に高校生など若い入学志願者に対しては、学校見学会など入学者選抜の前段階において、各校におけるアドミッション・ポリシー、およびあはき師の仕事や入学後の学習内容、学生支援体制等について十分説明し理解してもらう努力をすることが、いわゆるミスマッチを防ぐ上でも重要である。

3．カリキュラム

1）カリキュラム開発

カリキュラムは教育活動の基盤となるものであり、教員はカリキュラム・プランニングの能力を備えていなければならない。それゆえカリキュラム・プランニングは、ファカルティ・デベロップメント（FD）の重要なテーマとされている。

カリキュラムには、①教育目標、②学習方略（資源）、③評価という要素が含まれ、また、学生のために何が計画されているか、学生に何が提供されているか、学生が何を経験するか、という3つのレベルで策定される[3]。従来は、ブルームの教育目標分類学に基づき、教育目標を知識・技能・態度に細分化し、一般目標（GIO）と行動目標（SBO）を設定し、それを積み上げて卒業時のGIOが達成されるプロセス基盤型教育が一般的であった。しかし、GIOやSBOを数多く示しても、項目数が多いために目の前の目標は理解できても卒業時のゴールが明確にならないなど[4]、行動主義的な目標設定の限界が指摘されるようになり、GIOやSBOは次第に使われなくなった。

近年、後述する成人学習理論や社会構成主義に基づいたアウトカム基盤型学習が提唱され、欧米の医学教育において広く導入されつつある。

2）アウトカム基盤型教育（outcome-based education：OBE）

アウトカム基盤型教育とは、「学習者が到達すべき目標を明確化し、これらの目標を達成できるような教育の提供を、説明責任を持って行うもの」と定義されており、欧米では教育機関が修了者の質保証を行う観点から、急速にOBEへの移行が進んでいるとのことであ

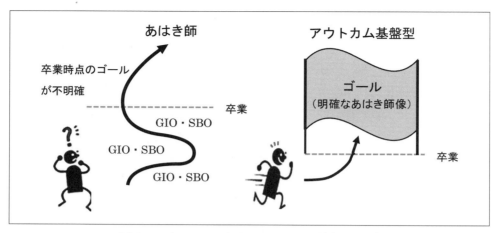

図1　GIO・SBOからアウトカム基盤型へ[7]

る[5]。

　アウトカムとは、学習によってもたらされる成果をいい、GIOやSBOなどの教育目標が細かすぎて教育現場で使いにくいとの反省から、1990年代後半に生まれた概念である。コンピテンシー（competency）やコンピテンシー基盤型教育（competency-based education）という言葉も広まりつつあるが、これはアウトカムならびにアウトカム基盤型教育とほぼ同義と考えてよい。

　平成11（1999）年、米国卒後研修認証協議会（Accreditation Council for Graduate Medical Education）が、医師の卒後研修のアウトカムとして、①患者ケア　②医学知識　③診療に基づく学習と改善　④対人スキルとコミュニケーション・スキル　⑤プロフェッショナリズム　⑥システムに基づく診療　の6つを発表した[6]。これにより、OBEのカリキュラムモデルが広く知られるようになり、現在、わが国の医学教育においてもOBEへの移行が進められつつある。OBE導入のねらいは「卒業時に何ができるようになるか」を明確にし、それに向かって学習者にいかに能動的に学んでもらうかにある。理療教育においては、「知っているができない卒業生が多い」との厳しい指摘がある。「実践できるあはき師」の養成を目指し、卒業時アウトカムは明確か、そのアウトカム達成にはどのような学習環境や資源、方略が必要か、その評価はいかにあるべきかなど、十分な点検評価を行うべきであろう。OBEの導入は、すなわち教育

システム全体を見直すことにつながるのである（**図1**）。
3）教育実践
　教育は、学習者と教員が相互に作用することで効果が生まれる。いかに良いカリキュラムを策定しても、学習者が主体となり積極的に学習しなければ絵に描いた餅に終わってしまうことになる。あはき師を目指して入学したにも関わらず、数カ月もすると学習意欲が低下してしまう学生がいる。「自分が思い描いていた鍼灸師のイメージと現実とのギャップ」、「自身の適性に自信を失う」など様々な原因があるが、教員はいかなる場合においても学生を一人の人間として尊重し、学習意欲を高めるよう最大限の努力をすべきである。

(1) 自己教育力を高める
　近年、卒後アンケート調査などによれば、学校数が増え卒業生が増えているにも関わらず、業団体や学会への入会者数が増えない傾向にある。医学医療は日進月歩であり、あはき師は医療専門職の一員として、卒後も生涯にわたって自ら知識や技能の修得に励み、人間性を高めていくことが求められる。そのため、あはき師を目指す者は自己教育力を身に付けていなければならない。自己教育力とは、学習者が自分自身を教育する能力、技能、態度をいう。具体的には、①自ら学習課題を決め、②到達可能な具体的目標を設定し、③学習方法を自ら選び、④自分の力で学習に取組み、⑤学習の経過や結果を自分で点検評価し、⑥その評価をもとにふりかえりを行うなどの一連の能力をいう。こうした能力を身に付けるには、学習者の側に学習への強い意欲がなくてはならず、自己学習を通じておのずから培われていく。したがって、自己教育力を育成するには、いかに学習意欲を高めるかが重要である。

(2) 動機付け
　心理学の分野では、「やる気」や「意欲」のことを動機付け（motivation）といい、外発的動機付けと内発的動機付けという2つの基本的な考え方がある。外発的動機付けは、学習するためには賞罰や競争が必要（クラスで1番の成績になったら報酬が得られるなど）という考え方であり、内発的動機付けは、外から与えられる報酬のための手段としてではなく、ある活動をすること自体を自己

の目的として求める欲求をいう。知的好奇心や向上心はその代表的なものである。

　外発的動機付けは、学習者を学習に向かわせるには効果的ではあるが、反面、その危険性も知られている。デシは、大学生に知的なパズルを行わせ、完成させると報酬を与える学生と何も与えない学生とを比較して観察した。その結果、報酬によって外発的に動機付けられた学生は、報酬がもらえる間は熱心にパズルに取り組むが、報酬がもらえなくなるとパズルを解こうとしなくなることが分かった。これは、学生がパズルに対してもともと持っていた内発的動機付けが、報酬を与えることにより低下したことを意味する。こうした現象をアンダーマイニング効果という[8]。自分の意志で学習していると感じている時には意欲的に学習に取り組むことができるが、報酬を与えられ誰かにやらされていると感じた時は、その意欲を失うおそれがあるという。これらのことから、外発的動機付けよりも内発的動機付けによって、自発的に学習することが重要であると考えられている。

　内発的動機付けを高めるには、学習者の興味や知的好奇心をそそるような講義や実習を行うことが重要であり、学習者が自分の力で問題の発見や解決することの喜びを体験できるような機会を与えることが必要である。反対に、解決不能な問題を与え続けたり、失敗を繰り返すことによって無気力を学習してしまうという考え方がある。これは学習性無力感理論といわれ、セリグマンとマイヤーがイヌと人間とに行った実験結果から提唱した。どのような反応をしても電気ショックから逃れられない状況に置かれ続けると、「何をしてもだめ」ということを学習し、電気ショックから逃れられる条件を与えても無気力になって電気ショックを受け続けるという[9]。学習者は、誰でも初めは意欲的に学習に取り組むが、やっても結果に結びつかない、認めてもらえないという経験を繰り返すことで、ついには無気力に陥ってしまう可能性がある。教員は、面談などを通じて、こうした無気力の状態に陥っていないか学生の様子をよく観察し、努力のプロセスを認めたり、結果に結びつくような適切な助言を行うことが必要である。

(3) 自己効力感の育成

バンデューラは、人は自分に問題を解決する力があると信じているときはそれに取り組もうとする意欲が生じるといい、これを自己効力感と呼んだ[10]。逆に自分の力に自信が持てず、「どうせ自分はダメなんだ」とあきらめる気持ちになってしまうことで意欲の減退につながるという。したがって、いかに学習者の自己効力感を高めるかが重要であり、そのためには小刻みな目標を設定しそれを達成していく学習方法（スモール・ステップ）が有効であるとしている。

ワイナーは、意欲的になれるかどうかは成功・失敗の帰属（原因や責任の所在など）の仕方によって決まるとしている。例えば、テストの成績が悪かったときには何が原因だったのかを考えるが、ワイナーはそれを原因の所在と安定性という2つの要因に分類した。内的で変わりにくいのは「能力」で、変わりうるのは「努力」である。外的で変わらないのは「問題の困難度」で、変わりやすいのは「運」である。つまり、成績が悪かった原因を「努力不足のせい」と考える人は、自分の中にあって変えられるものであるから、次の成功に向けて自分なりに努力しようと意欲的になると説明している（表1）[11]。ドゥエックは、この考え方を取り入れ、努力帰属の訓練をすることが無気力から回復させるのに有効であるという研究結果を報告している。この研究では、無気力に陥っている小学生12名を2つのグループに分け、一方のグループにはやさしい問題を与えて無気力からの回復を図った（成功帰属群）。他方のグループには時々難しい問題を与え、間違えても「それは努力不足だから、もっと頑張れば良い成績がとれる」と励ました（努力帰属群）。その結果、成功帰属群では無気力からの回復はみられず、努力帰属群は間違えても根気強く学習を続けるようになり、成績も向上したのである[12]。

表1　学習の成否の帰属の2次元的分類

原因の所在＼安定性	安　定	不安定
内　的	能　力	努　力
外　的	問題の困難度	運

学習意欲を高めるには、まずは成功や失敗は自分の努力や行動いかんによるものと認知すること、そして「努力すれば自分にもできる」という自己効力感を高めることが重要なのである。河井らは、あはき師養成施設および特別支援学校の学生を対象にアンケート調査を行い、「日頃教員が自信や勇気を与えてくれていると感じている」との回答が全体の約25％と低い結果であったことを報告している[13]。教員はいかに多忙であっても、学生と向き合う時間を確保してコミュニケーションを図り、できる限り学生を励まし自己効力感を高める努力をすべきである。

(4) 成人学習理論（adult learning theory）

　あはき師を目指す学生の年齢層は、18歳から50歳、60歳代に至るまで大変幅広い。18歳の学生は法律上未成年ではあるが、すでに自分で物事を考え、判断し、決定することができる大人として捉えることができる。したがって、教員はたとえ未成年の学生であっても、学習指導上1人の大人として接し、尊重することが大切である。前述のとおり、自分の努力如何でよい結果が期待できるとしても、それが自分の意志ではなく、他者からやらされていると思うと意欲が減退してしまうことがある。つまり、自分の意志で行っているという自律性が学習の意欲をもたらすのである。ノールズは、子供が将来役に立つからと促されて学ぶのに対し、成人は具体的な目的や学びそのものを楽しむために学ぶとして、成人の学習の特徴を次の4点にまとめ、これに基づいた学習を自己決定学習（self-directed learning）と呼んだ[14]。

　①他者に依存せず自己管理的・自己決定的である。
　②成人のもつ経験は学習のための資源である。
　③学習へのレディネスは学習者の立場や社会的役割に移行していく。
　④学習内容が問題解決中心である。

　この理論によれば、成人は、身近な現実の問題を解決する必要性が生じた時に学習への準備状態がつくられ、問題への気付き、自己決定学習、省察（reflection）のステップを経て問題解決へと学習を進める。自己決定学習では能動学習（active learning）が中心となり、いわゆる問題基盤型学習（problem-based learning：PBL）

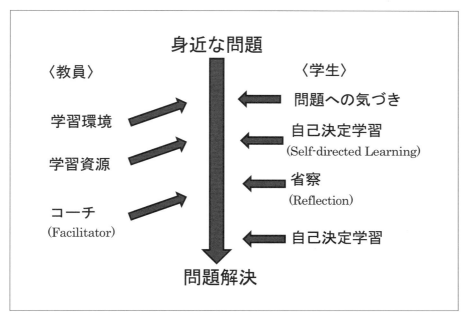

図2　成人学習

はその代表的な学習方略である。教員は、学習のための環境と資源を提供し、コーチ（facilitator）として学習を促進・支援する（**図2**）[15]。受動的講義と比較して、より多くの深い知識が残り、問題解決レベルの知識や方法を身に付けることが期待できる。一般に、授業時間の大半は学習者同士のディスカッションや作業、発表などに費やされ、教員が話す時間は短く限られる。医学教育や看護教育では組織的にPBLが導入され成果を上げているが、理療教育においては、一部の授業や教員により実施されているものの、今なお受動的な講義中心となっているのが現状であろう。市川は、「基礎から積み上げる学び」と「基礎に降りていく学び」とのバランスが必要であると述べている[16]。一般に、学習は基礎を積み上げて応用に向かうものと考えられているが、PBLのように解決すべき課題を学習者に与え、その課題解決のために基礎に降りて学ぶほうが、あはき師を目指す者にとってより現実的で実践的な学習となる。理療教育においても、成人学習という視点から、従来の基礎→応用→臨床というプロセスを再考し、日頃の学習をできるだけproblem-basedに工夫していくべきであると考える。

(5) 現場での実習と省察（ふりかえり）

　平成25（2013）年8月、文部科学省は職業教育に特化した新たな枠組みの整備に向けた先導的試行として、職業実践専門課程の認定制度を設け、翌年、あはき師養成施設の多くがこの認定を受けた。本制度は、より実践的な職業教育を行うことを目的として、企業や職能団体等と連携して、実習や教員研修を行うことなどを認定の要件としている。これらはまさに、教育の基盤が行動主義から社会構成主義（知識や能力は社会的な営みの中で構成されていくという考え方）へとシフトしていることの現われといえよう。学習者は、将来就業の場となりうる現場において様々な体験をすることにより、何度も省察しながら多くのことに気付き、さらに自己学習に励むようになる。その名が示すとおり、実践を通じて知識や能力を獲得していくのである。こうした現場での体験や先輩あはき師などとの対話は、入学後できるだけ早期に行うことが教育上意義が大きいとされている（Early Exposure）。内発的動機付けを高めるためにも、また、いわゆるプロフェッショナリズム教育の一環として、理療教育においても積極的に実施すべきである。

　一方、厚生労働省は、あはき師、柔道整復師以外の医療専門職教育においては、校外における現場での実習（臨床・臨地）が重要であるとして教育課程に盛り込んでいるものの、あはき師、柔道整復師の教育においては、反対に校外での実習を指導要領で制限しているのが現状であり、理療教育の質向上を図るためには、こうした規制を緩和していくことが望まれる。

4．卒業認定

　あん摩マッサージ指圧師、はり師、きゅう師等に関する法律第2条第1項に、「文部科学大臣の認定した学校又は厚生労働大臣の認定した養成施設において、あはき師となるのに必要な知識及び技能を修得したものであって、厚生労働大臣の行う国家試験に合格した者に対し、免許を与える」と、免許取得の積極的2要件を規定している。つまり、3年以上の学習により、あはき師として必要な知識

及び技能を修得しているかを適切に評価し、修了者の質を保証することは各教育機関に課せられた責務なのである。「評価次第で学習が変わる」といわれるように、いかに信頼性や妥当性の高い適切な評価を行い、学習者の動機付けを高めるかが重要である。理療教育においては、一般にMCQ（多肢選択試験）、論述試験、レポート、実技試験などにより評価が行われている。卒業時アウトカムの達成を評価するためには、知識、技能、態度などの各領域でパフォーマンス・レベルを設定し、それぞれに適した評価を行う必要がある。パフォーマンス・レベルとは「何が、どの程度できるようになるか」示したものであり、医学教育ではミラーの学習ピラミッドなどに基づいて設定されている（**図3**）[17]。

最も低いレベルにあるのが知識（Knows）で、次に応用力（Knows how）が続き、表現力（Shows how）、行動（Does）の4段階である。つまり、知ることから始まって、臨床で実践できるレベルまでが示されている。知識（Knows）や応用力（Knows how）レベルの評価は、筆記試験や論述試験などで評価される。あはき師国家試験はこれに相当する。表現力（Shows how）はやってみせることができるレベルであり、実地試験やOSCE（客観的臨床能力試験）などで評価される。行動（Does）は、実際の患者に対する能力を評価するレベルであり、臨床実習など臨床の場において、指導教員

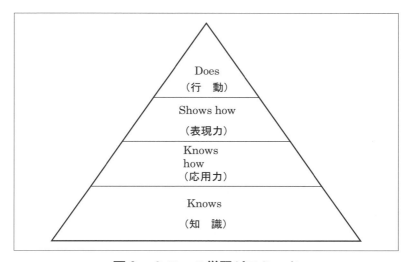

図3　ミラーの学習ピラミッド

の観察やポートフォリオなどで評価される。

　ポートフォリオは、学習者の能動的学習を促進する上で有効な評価法であるといわれている。これは、学習者が一定期間に取り組んだ学習の記録であり、学習者の振り返りや教員の指導・評価などをファイルしたものである。MCQなどの筆記試験が認知面の一部しか測定できず、学びの意欲や努力など、学習者の全体像が見えにくいといった指摘からポートフォリオへの関心が高まっている[18]。学習者があはき師として必要なアウトカムを理解し、その達成に向けて3年間学び体験したことを記録・整理することで、省察する態度や習慣を身に付けることが期待できる。自分自身が成長したことを実感できるツールとして、教育上有用である。また、教員にとっても、学習者の全体像を把握し指導に役立てることができることから、理療教育においても積極的に導入すべき評価法であろう。

　丹澤らの研究等により、理療教育におけるOSCE（客観的臨床能力試験）の有用性が示されたが、実施に際し、多くの時間とSPなどの人員や予算を要するなどの問題があることから[19]、ステーションの数を少なくして実施するなど、各校様々な努力により臨床能力試験を実施しているのが現状であろう。（公社）東洋療法学校協会では、鍼灸施術の基本的技能を評価するため「はりきゅう実技評価」を実施している。これは、共通の評価基準に基づき、会員校の教員が評価者として他校の学生を評価する、いわば相互評価による質認証システムである。評価を受け、基準レベルに達していると判定された学生に認定証を授与するほか、その学校に対しても認定証が交付される。現行のあはき師国家試験は、知識レベルのみの評価であり、技能や態度の評価は各校に委ねられている。あはき師教育機関は教育の質を保証するため、自己点検評価のみならず第三者の視点から評価を受けることが求められる。（公社）東洋療法学校協会が実施する実技評価が、より信頼性の高い評価として広く普及し、さらには（公財）東洋療法研修試験財団による質保証のシステムとして発展していくことが望まれる。

第7章　学生指導論

5．おわりに

　近年、あはき師養成施設には多様な学生が学び、従来に比べ生活面や学習面などにおける相談や指導に要する時間が増大しており、教員の負担は大きくなってきている。しかし、このことは何もあはき師養成施設に限った問題ではない。義務教育における教員も大学教員も、少なからず悩みや不安を抱えながら教壇に立っているのが現状であろう。教員を志した以上、学生を育てることに喜びを感じ、学生が学ぶことの喜びを感じられる教育を実践すべく、日々努力と精進を重ねることが求められる。そうした教育のプロとしての後ろ姿こそ、学生達にとって"隠れたカリキュラム（hidden corriculum）"であることを忘れてはならない。

参考文献
1）伊藤隆造　須田　勝　野口栄太郎　三宅輝久（2003）筑波技術短期大学視覚部入学者選抜方法研究委員会報告―入学試験成績と入学後の学習成績との関係調査、筑波技術短期大学テクノレポート　Vol. 10(2)
2）平形道人（2014.7）入学者選抜と医学部入学定員の増員、医学教育白書、篠原出版新社、p.12
3）Peter Cantillon Linda Hutcinson Diana Wood編著　吉田一郎監訳（2004.12）医学教育ABC、篠原出版新社、p.16
4）津田　司（2006.3）行動科学教育を考える－プロフェッショナルの教育を目指して、日本医学教育学会行動科学・人間関係教育委員会報告、p.14
5）大西弘高　田邊政裕編著（2013.7）アウトカム基盤型教育の理論と実践、篠原出版新社、p.3
6）大西弘高　田邊政裕編著（2013.7）アウトカム基盤型教育の理論と実践、篠原出版新社、p.26
7）津田　司（2006.3）行動科学教育を考える－プロフェッショナルの教育を目指して、日本医学教育学会行動科学・人間関係教育委員会報告、p.13
8）市川伸一（2001.9）学ぶ意欲の心理学、PHP新書、p.35
9）市川伸一（2001.9）学ぶ意欲の心理学、PHP新書、p.37
10）若き認知心理学者の会（1993.12）認知心理学者教育を語る、北大路書房、p.43
11）市川伸一（2001.9）学ぶ意欲の心理学、PHP新書、pp.38-39
12）若き認知心理学者の会（1993.12）認知心理学者教育を語る、北大路書房、p.

43
13）河井正隆　栗原勝美（2006）学生にとっての学習と教員とは－盲学校生と専門学校生との比較から、あはき教育研究懇話会共同研究班
14）Knowles MS（1970）The Modern Practice of Adult Education, Andragogy, versus pedagogy、Association Press New York
15）津田　司（2006.3）行動科学教育を考える－プロフェッショナルの教育を目指して、日本医学教育学会行動科学・人間関係教育委員会報告、p.12
16）市川伸一（2001.9）学ぶ意欲の心理学、PHP新書、p.220
17）Miller GE（1990）The assessment of clinical ills/competence/performance、Acad Med、S63-7
18）藤崎和彦（2014.7）プロフェッショナリズム教育、日本医学教育白書、篠原出版新社、p.152
19）杉山誠一　丹澤章八（2003）OSCEの実際とその問題点、全日本鍼灸学会雑誌第53巻5号、pp.614-625

理療教育学序説

第8章 職業教育と理療教育

大阪市立視覚特別支援学校　講師　喜多嶋　毅

　理療教育は職業人としての施術者を育成する教育であり、一定の水準を保つとともに、研鑽次第で各個人の知識・技術を延ばす余地を残したものでなければならない。

1．公教育としての理療教育の基礎について

　職業教育について考えると、会計事務や商品管理等のように誰でもが一定の水準の職業知識を身に付ければいいものもある。この場合は、教室で大量の人数を受け入れて教育することが可能である。一方、臨床検査技師や理学療法士のように、知識のみならず治療技術が要求されるものもある。これらについては、実習生徒を受け入れる機関が用意されており、ほぼ一定水準の技術を獲得して卒業していく。ところが理療教育はどうであろうか。知識については文部省令で学ぶべき教科が指定されており、さらなる詳細については学習指導要領や養成学校指導要領、国家試験の出題基準等に示されている。文部省令では教育内容を基礎分野、専門基礎分野、専門分野の3つとし、大綱化をはかることにより、各教育機関の自由度を認めた格好をとっているが、学習指導要領や養成学校指導要領、国家試験の出題基準を見ていくと、3年間で教育する内容として、それぞれの学校に与えられた裁量権はかなり制限されていると言わざるを得ない。

　医療人として専門基礎分野で規定されている西洋医学を学ぶことは、適応症や禁忌症を判断するのみならず、適切な医療機関へ紹介するプライマリ・ケア担当者としても必要である。さらに、地域医療連携が進む中で、他の医療関係者と共通言語で意志の疎通をはか

第8章 職業教育と理療教育

る必要性が高まってきていることもその必要性の裏支えとなっている。

　一方、東洋医学については、臓腑の生理作用や病因論等、西洋医学と必ずしも一致しないところが多く、また、病証論においても八綱病証や気血津液病証、経脈病証等があり、証の立て方にも経絡治療と中医学的な立場では異なる点がみられる。さらに通電療法等、西洋医学に基づく治療法もあり、学ぶ学校や学ぶ教師により、修得する治療法には大きな差異を生む恐れがある。国試対策としては、学生に対し、立場を越えて教育する必要があるが、理解させるという点からは現在よりももっと内容を精選し、ある程度の一貫性を持たせる必要があると筆者は考える。

　さらに現行の国試について言及すれば、平成17年の1月に財団に提出された国試の在り方研究会の報告書の中に次のような部分がある。

　「現行『あはき師試験』の出題範囲は、認定規則で決められた教科科目別で提示されている。一方、教育現場では2000年度からカリキュラムの大綱化と単位制度が導入され、大綱に沿った教育活動がすすめられつつある。このように科目別が前提となっている「あはき師試験」と、科目を大綱化して教育活動を行っている教育の現場との間には現実的な乖離があり、両者間の整合性は計られていない。そもそも出題問題数が教科科目に割り当てられた教育時間数に応じて決められていること自体が時代遅れであり、ますます現実的な乖離を深めるばかりでなく、このような決め方が、単純想起型の問題が大部分を占める現行の試験内容につながっているという指摘が強い。グルーピングの考え方は、以上の問題を解決するばかりでなく、単純想起型の出題問題の寡占化を抑え、科目を超えた問題、すなわち問題解釈型や問題解決型、ならびに臨床応用問題等の出題問題数を増やすことを助長し、試験内容の充実につながる。また同時に、現行の『あはき師試験』の実態と現場の教育活動との整合性が多少とも計られることが期待できる。」（＊あん摩マッサージ指圧師、はり師およびきゅう師試験あり方研究会報告書より抜粋）。

　なお、平成12年度の認定規則の改定にあたっては大綱化の概念は

導入されていたが、国試出題基準については実質的には従来の形で制定されていたため、上記のような報告がなされる結果となったのであろう。

ところで、大綱化のもとに、統合カリキュラムやコア・カリキュラムも一部の教育機関から提唱されたが、充分に検討されないまま今日に至っている。しかも、大綱化された教育内容を踏まえ、指導実践を行っている学校、特に視覚障害者関係の学校ないし養成施設はまだ充分にあるとは言えない。早急に視覚障害者関係や健常者養成学校関係が同一のテーブルにつき、内容を見直し、教育として何が必須であるか、検討すべきであろう。すなわち、コアとなる部分について共通認識を持つ必要があり、多様化はその上に立ってなされるべきであろう。

なお、教育の指針となるべきものに、前述もしたが、文部省令の他、養成学校にあっては養成学校指導要領が、視覚障害者関係にあっては文科省学習指導要領があり、さらに財団から出されている出題基準等もあって、多少の食い違いもあり、なかなかコアの部分についての話が進まない点も指摘しておく。

> ＊あん摩マッサージ指圧師、はり師およびきゅう師試験あり方研究会とは平成16年（2004年）に財団提唱により丹澤章八を長として創設された研究会で、10年以上経過した理療の国試を見直す目的で創設されたものであり、筆者も委員の1人として参加していた。

2．職業教育としての技術教育の在り方とその指導法について

理療も診察や治療技術を中核にしている以上、時間をかけての訓練が必要である。訓練、練習となればややもすれば精神論が前に出てきがちであるが、リスク管理を考慮に入れつつ、本人の特性を延ばすことに重点を置くべきであろう。

1）診察技術について

西洋医学的診察法、東洋医学的診察法を反復練習するとともに、その基礎ともなる生体観察に時間をかけるべきである。経穴を取る

第8章　職業教育と理療教育

にしても、経絡の走行を探るにしても、体表解剖を充分に理解していないと正確な把握が困難となる。そのためには、多くの人体に触れることはもちろんであるが、局所の表層・中層・深層等の組織変化を見極めるための教材があればそれを利用することも大切である。なお、教材については、販売している物は種類も乏しく、また高価なものも多いこともあり、多くの人が自主教材を用いている。これらの自主教材についても、ホームページ等で公表する場を設け、互いに活用できれば基礎教育の進歩につながるものと思われる。さらに触察において、例えば重要な項目であるむくみについてはどのようにして見極めるか、またその深さはどの程度か、患者の訴える熱感についても、周囲の体表温とのわずかの差でも触知できる能力を身につけさせるためにどのようなトレーニングをしたらよいか、トレーニング法についても公開されれば理療教育の技術面でも飛躍的な進歩が期待できる。この際、ややもすると教師の主観的な感覚を学生に押しつけがちであるが、メジャーを用いての周径を測定したり、サーミスターを用いて体表温を測定したり、微妙に水温に違いのある2つの容器に入れた水の温度差をあてさせたりすること等で客観的に学生に体得させる必要があろう。

2）治療技術について

　従来から、マッサージにおいては、結合織マッサージやリンパマッサージ、筋肉マッサージ等の組織別マッサージが行われていたが、最近では筋膜リリースとか、骨膜リリース、あるいは皮膚への接触刺激を主とするものまで種々行われるようになった。これは、治療において組織選択性が重視されるようになったことともつながる。したがって、診察により問題となる組織を識別し、その組織に適したあマ指の手技や鍼灸の手技を選択する能力トレーニングの必要性が高まってきた。つまり体表の問題ばかりでなく、その深さも考慮する必要性が出てきたわけで、生体観察ばかりでなく、局所解剖の必要性も高まっており、指先や鍼先で組織の違いや病的状態を把握するトレーニングの必要性も要求されている。治療として手技や鍼灸を行う場合、安全性は言うまでもなく、速度と正確性、確実性が要求されることになる。指先や鍼先の感覚をいかに磨くか、今後も

教員に指導方法の工夫が要求されるところである。

3）その他の技術について

　理療施術において、施術者は比較的長時間患者と接する。診察はもちろん、施術中においても患者とのコミュニケーションを取ることは患者との信頼関係を獲得する大きな手段となる。体調のみならず、家庭や職場等でも多くの悩みをかかえる患者に対し、最低限カウンセラーとしての接し方は取るべきであろう。その上で、必要があれば患者の個人的な趣味等にも入りこめばよい。なおその際、カルテには、一般的な記載事項の他、これらについての情報も記載しておくことが肝要かと思われる。以前、話をした内容について施術者が忘れていたならば患者は施術者に信頼感を持つだろうか。その患者は、施術者にとっては多数の患者の中の1人であっても、患者にとっては施術者はたった1人の理療施術者であるのだから…。

4）今後の課題

　公教育としては、中等教育に所属していても、また高等教育に所属していても共通に身に付けなければならない技術については当然設定しなければならない。診察技術、治療技術においても西洋医学的な立場と中医学的な立場でも、またその中でも幾つかの流派があり、技術面でかなりの違いがある。共通項をどこに置くか、検討の場が必要であろう。

　看護師や理学療法士等、他の医療技術者については、大幅な実習が取り入れられている。理療教育においても3年生を主体に臨床実習が行われているが、視覚障害者関係にあっては地域特性もあり、また長年臨床を行ってきた経過もあって、従来からの1時間を中心とする施術が基本となっていて、訪問マッサージ等多様化した現状には充分応えられていない。一方、養成学校においても、付属臨床施設では充分な臨床が行えないだけでなく、毎年4,000人以上も出る鍼灸師を迎え入れるほどの実習の場はない。臨床技術、取り分け進路別の臨床技術の修得の場をどのようにして確保するかも今後検討しなければならない。

第8章　職業教育と理療教育

3．職業実態を踏まえた理療教育の在り方について

　視覚障害者関係のみであるが、**表1**の卒業生進路実態調査をみると、①本保のみならず、理療科在籍の視覚障害生徒が激減していること、②卒業後すぐに開業する者が激減していること、③病院・診療所関係の就職が激減していること、④施術所勤務については絶対数は減少しているが、卒業生に対する割合はほぼ一定であること、⑤老人施設等への就職者数は増加していること等が読み取れる。

　①について、特に中卒者対象の本保については、専保を持たない学校において高卒者も在籍させていることを考えれば、中卒の対象者は各都道府県あたり1人程度と想像される。しかも減少傾向にあることを考慮すれば、存続についても検討する時期にきていると言えよう。あはき法18条の2[1)]については、日盲連等視覚障害者団体

表1　卒業生進路実態調査

進　路　先	H4	H9	H14	H19	H23
卒業生総数 100％	1141 100	724 100	707 100	574 100	451 100
本保卒業者数 総数に対する割合	175 15.3	131 18.1	111 15.7	85 14.8	63 14.0
開　　業 総数に対する割合	163 14.3	135 18.6	107 15.1	46 8.6	17 3.8
病院・診療所 総数に対する割合	192 16.8	132 18.2	97 13.7	44 7.7	22 4.9
施術所勤務 総数に対する割合	195 17.0	161 22.2	166 23.5	134 23.3	104 23.0
サウナ関係 総数に対する割合	16 1.4	8 1.1	6 0.8	2 0.3	1 0.2
ヘルスキーパー 総数に対する割合	27 2.4	21 2.9	18 2.5	49 8.5	14 3.1
老人施設等 総数に対する割合	18 1.6	19 2.6	37 5.2	47 8.2	58 12.9

※この表は理教連50周年記念誌ならびに60周年記念誌の卒業生実態調査から必要と思われる項目のみ抜粋した。また、病院と医院・診療所は項を別にしていたが、これを1つにまとめ、進学や実習助手等への就職等その他については紙面の都合上省略した。

でもいろいろと意見を取りまとめつつある状況である。

②について、以前は学校を卒業と同時に開業しても、それなりの社会経験を有する者にとって、生計の維持は可能であったが、最近では卒後すぐの開業は困難となっている。というより、業界の会員数の漸減傾向は最近の会離れ傾向ばかりでなく、開業者の減少によることが大きな要因となっている。例えば筆者の所属する（一社）奈良県鍼灸マッサージ師会では平成13年には165人もいた会員が、平成26年には107人と3分の2に減少している。この最も大きな要因は廃業であり、無資格者の参入、鍼灸接骨院やフランチャイズ制の訪問マッサージ店の増加等が関与しているものと考えられる。

③について、資質の向上、医療性の高い理療が追求されてきたにもかかわらず、実際は病院、診療所から締め出されている。病院内での鍼灸マッサージの必要性、有用性が証明されないかぎり今後も就職先としては期待薄と言わざるを得ない。

④について、例えば平成23年をとってみると、104人中57人が訪問マッサージに就職しており、その他の施術所に就職した47人についても、鍼灸接骨院への就職の増加を考えると、理療の施術所への勤務者は激減していることが予想される。

⑤については、訪問マッサージの増加とともに、通所や入所要介護者を対象とした機能訓練指導員の必要性は高まるものと予想される。

これらを考慮すると、

①学校・施設で行われている外来臨床は理療の施術所勤務を前提に、上半身や全身等、相当の時間をかけての施術を行っているが、在宅等で行う10〜20分程度の短時間マッサージの必要性が高まっている。

②訪問や機能訓練を行うにあたって、身体に障害のある者を対象とすることが多く、寝返りや移動等の基本的な介助法についても学習しておく必要がある。

③訪問や機能訓練等の増加に対し、地域医療連携についての知識や提携方法等の基礎についても学習しておく必要がある。

④病院や診療所への就職は今後益々期待薄であることから、医療

性の高いマッサージについては、訪問や機能訓練等に特化し、療養費や介護保険等の仕組みを組み入れていく必要がある。
⑤無資格者の参入を許してきた健康維持、疲労回復、リラゼーション等の分野についても巻き返しを念頭においた施術法も学習する必要がある。

⑥フランチャイズ制や企業化が進む中で、コミュニケーションや接遇マナー等についても教育する必要がある。進路を担当していると、離職の原因で最も多いのは人間関係であり、とかくコミュニケーションの悪い最近の学生についてはこの面での教育も必要であると考えている。

⑦このように多様化が求められる中で、限定された時間内で学習するためには、より教育内容の大綱化を進め、時間を捻出する必要性がある。

4．卒後教育について

卒業生実態調査を見ると分かるように、地域差はあるものの最近の進路先の主要なものとしては、鍼灸接骨院、訪問マッサージ、介護施設等においての機能訓練の3つが上げられる。さらに大都市圏ではヘルスキーパーが、また観光地では観光客相手のマッサージに就職する者もいるだろう。そのうち、学校で学んだ知識や技術がある程度そのまま生かすことができるのはヘルスキーパーや鍼灸接骨院への就職ぐらいであろう。在宅患者を取り扱う訪問マッサージでは、ベッドないしふとん上で身動きできない患者に短時間である程度の効果を上げるマッサージをする必要がある。また、体位の変換やトランスファー等の基礎的な介助法も修得しておかなければならない。さらには、訪問マッサージの対象となる症状や療養費の算出法、レセプトの記入法等についても修得しておく必要がある。

介護施設等で行う機能訓練では、患者の障害を判定し、目標をどこに置くかを検討し、目標が定まれば、それまでの治療計画を立案し、それにそった機能訓練を施す必要がある。その際、当然介護保険制度の仕組についても充分に研修しておかなければならない。こ

れらの職種は今後はますます地域医療連携の中で必要性が高まってくる分野であろう。そのためには、医療チームの一員としてMMTやROM、障害高齢者の日常生活自立度、認知症高齢者の日常生活自立度、パーキンソン病のヤール分類等共通に理解できる医療マッサージ評価報告書を作成する必要もあろう。

　ところが前述もしたように、残念ながら、これらの実習生を受け入れる施設が充分にあるとは言えない。卒業生との絡みで、何とか関連施設にはめこむが、数日の実習では身に付くことはしれている。こうした実習先の不足を解消する手段としても設けられたのが認定訪問マッサージ師研修会である。これは関係団体が一致協力し、訪問マッサージ師に必要な高齢者特有の心理や病態等の知識と、片麻痺やパーキンソン病等に対する各種治療技術等を研修する場である。毎年応募者は多数いるが、借用する施設の関係で、すべての要望に応じきれていないのが実情である。訪問マッサージを行っている業者に依頼しての研修が充分でない現状、研修会形式でもいいから、資質の向上につながる研修の場がいろいろと設定されることを期待する。同様に技術と専門知識が要求される機能訓練指導員についても、認定訪問マッサージ師と同じく研修の場が設定されることを願う次第である。さらに、認定や認定更新にあたって、関係学会が中心となって行うようになればマッサージに対する医療関係者のみならず国民の信頼性も高まるものと思われる。

　なお、財団は資質の向上のため、各団体の申請に基づき、生涯研修の認定を行っている。この生涯研修については、関係団体の話し合いにより、他団体所属者の参加も認められているものも多く、年間25単位を修得すると財団から表彰され、この表彰を8年間に5回受けると、理事長表彰が受けられることになっている。資質の向上には動機づけとしてはいいかもしれないが、全体的なレベルアップを考えると、免許更新制度を導入し、すべての免許所有者に5年毎に一定単位数を受講させる方がより効果的ではないかと考える。

5．職業教育としての理療教育の展望と課題

1）国試移行後の傾向

　前述のように、国試に移行後、他の医療従事者と同様、基本的には大学に入学できる者であって3年間必要な知識・技術を修得した者でなければ受験資格がないとされるようになった。その結果、医療性の高いマッサージが追求されるようになり、療養費を活用した訪問マッサージや介護を必要とする者に対する機能訓練が重視されるようになった。また、病院就職者にあっては、マッサージが消炎鎮痛に含められ、点数も30年以上据え置きのまま、地位の低下、求人数の減少がみられるようになり、それに対し、全国病院理学療法協会は講習会を開催し、見なしPTの道を切り開いた。しかし、理学療法士の増加、見なしPTの地位の低下等により、病院就職者は激減している。医療の本道である療養の給付において、マッサージが区分復活され、診療報酬がアップされないかぎり今後も病院就職は期待薄であろう。

　一方、療養費の給付にあたる訪問マッサージについても、国試以後従事する者は相当数増加してきた。ところが、最近、金額的には柔道整復師の10分の1程度であるにもかかわらず、療養費取り扱いの延び率から抑制策が取られるようになった（**表2**）。2014年の段階では代行業者を通じて患者調査を行う保険者も増加し、しかも、このアンケート調査の文章には、「解答がない場合には療養費の適用を認めないこともある」との趣旨の記載も入れられており、高齢

表2　療養費の推移
※単位は億円で、金額の後の数字は対前年度比（%）を示す。

年度	国民医療費		柔道整復		鍼　灸		マッサージ	
H17	331,289	3.2	3,493	3.6	191	17.9	250	16.3
H18	331,276	−0.0	3630	3.9	221	15.7	294	17.6
H19	341,360	3.0	3830	5.5	247	11.8	339	15.3
H20	348,084	2.0	3933	2.7	267	8.1	374	10.3
H21	360,067	3.4	4027	2.3	293	9.7	459	22.7
H22	374,202	3.9	4068	1.1	315	7.5	516	12.4
H23	385,850	3.1	4085	0.4	352	11.8	560	8.5

※厚労省のホームページより抜粋

理療教育学序説

患者には相当の負担と心理的圧迫を与えている状況となっている。また、同意書の発行についても、保険者から医師に同意書を書いた理由の説明を求める文章が送られるようになり、医師会の同意書を書かない傾向に一層の拍車をかけている。これらについては、平成26年の時点で、関係団体と厚労省の間で定期協議が持たれ、改善策が模索されている段階である。この本が出版される頃にはまた新たな展開が開けていることを期待している。

　ところで、医療性については、地域医療連携の中で、チームの一員としての活躍を発展させたいと願っているが、代替医療、補完医療の地位に甘んじている鍼灸マッサージにとって、医療性ばかりを追求することは職域の幅を狭め、診察権、開業権の否定にもつながる恐れはないであろうか。本来、医療でなかなか解決できない分野を鍼灸マッサージは補ってきたのであるから、どうしても医療の本道からははずれざるを得ない。かりに医療の中に組み込まれることに成功しても、どのような分野で、現在いる鍼灸マッサージ師のどの程度の数を吸収できるかはなはだ疑問視せざるを得ない。医師の完全指示下に入るかどうかについては検討の余地が充分あると思われる。

　一方、今やマッサージと名乗らない手技療法者にじゅうりんされ放題の健康の維持・増進、疲労回復等の分野においては、国民の需要に対する施術者の供給が不充分なこと、およびいまだ個人経営の施術所が多く、企業化の進むリラクゼーション業界等に対抗できない状態となっている。「数は力なり」で、充分な需要に応える数のないマッサージ師に国民はどのような期待を持つだろうか。数を増やすためには養成学校におけるマッサージ科の新増設を認めることが必要となるが、あはき法19条が長い間、それをはばんできた。何とかあはき法19条[2]の目的である視覚障害者の生計を維持させる施策を講じ、19条を廃止ないし大幅緩和することができないだろうか。このままいけば、実働のマッサージ師は次第に減少し、体力も減少させるとともに、視覚障害者のマッサージ師の生計も苦しくなる一方であろう。マッサージがあるから視覚障害マッサージ師も生計を営めるのであり、マッサージが衰退すれば視覚障害者のマッサージ

師も衰退することになる。マッサージ機では満足させられない職人的な技術を身に付けたマッサージ師を需要に見合うだけ世の中に送り出したいものである。

 ＊このあたりについては、2014年9月発行の医道の日本9掲載の12～37「岐路に立つマッサージ業界」をぜひご一読いただきたい。

　鍼灸については、指導要領に合致するかぎり新増設は自由に行えるようになった。その結果、一時は6,000人を越える入学者をみたが、進路の関係もあり、このところ毎年の国試合格者は4,000人前後に落ちている。しかも、従来はあはき3科を持つ者が業界の主流であったが、マッサージ科の新増設が制限されていることもあり、最近では鍼灸と柔道整復師ないし理学療法師の3つの免許を所有する者も増加してきている。特に健常施術者を中心にマッサージに頼るのではなく、柔道整復や理学療法の資格をも取り、マッサージ代わりに手技を行う施術者が増加している。この動向も、一層国民のマッサージに対する理解を低下させ、またマッサージの国民への信頼性を高めようとする推進力を低下させる一因ともなっている。結合織マッサージ、リンパマッサージ、筋肉マッサージ等組織選択性の手技・技術を追究し、エビデンスを確立する働きかけも必要であろう。文科省としては反対するであろうが、こうした研究を進めるためには、鍼灸とともにマッサージも大学レベルで教育・研究されることが望まれるのではないか。

6．さらなる改革について

　これまでも文中で改革すべき点や今後への期待を述べてきたが、ここではより大きなテーマで私的な改革への試みの案を記すことにした。何らかの参考となれば幸いである。

1）4年制の導入

　臨床の場が限られ、治療法の種類や職域に比し、臨床の時間が少なすぎるのではないだろうか。そこで、医師と同じく基礎と臨床に分け、基礎を3年で修得するとともに、その時点で国家試験を受け、

合格者は1年制の臨床コースに進み、その終了の認定をもって免許が与えられるものとする。なお、臨床コースについては、学校の規模に応じて幾つかのコースを設定するとともに、学校間交流や業者との交流もかなう仕組みを検討してはどうか。どうしても狭い学習環境にとどまる現状、豊かな臨床研修を可能とする必要性は高いと考える。また、専門基礎分野の単位増をはかることにより、他の医療従事者との相方向的な単位の互換が得られるのではないか。

2) 学校統合について

　特に視覚障害者関係について触れる。表1からも分かるように、本科保健理療科は平成4年には175人の卒業生を出していたが、平成23年になると、63人と平成4年の36%に減少している。そのため、欠学級を出している学校も増加しており、本保の在り方について問題視されているが、実は理療関係全体で見ても、平成4年には1,141人の卒業生を出していたが、平成23年になると451人と、平成4年の39.5%に減少している。ほぼ本保の減少率と同じ状態である。したがって、理教連が「21世紀の理療教育の在り方について」で提言したように、理療科の都道府県を越えた合併についても検討すべき時期が到来したと言えよう。道州制が論議されているが、その気運に乗じて合併することも念頭に入れるべきだろう。そして、できれば中等教育ではなく、高等教育に位置付けられることを望む次第である。

3) 大綱化の主旨を生かすために

　大綱化が進まない原因の1つに国試出題基準がある。養成学校指導要領、学習指導要領とともに出題基準も大綱化することにより、コア・カリキュラムや統合カリキュラム化が促進され、より学校の独自性が発揮できるようになるのではないだろうか。大綱化が進めば進むほど、専門基礎分野に対しても鍼灸師試験委員の意見が反映される可能性が出てくるのではないかと期待している。

4) 国試の改革について

　国試は年々重箱の隅をつつくような細かな問題となっている。はたして鍼灸マッサージ師に必要な知識を問うに値する試験内容になっているだろうか。そこで、問題を回収してプール制とし、原則とし

第8章　職業教育と理療教育

てそこから出題することにしてはどうだろうか。また、こうすることにより、鍼灸マッサージに必要な内容がしぼられ、教育の大綱化、学校の裁量権の拡大がはかられるのではないだろうか。なお、同時に実技技能検査システム等を導入することにより、知識偏重といわれる国試に対する批判もある程度改善できるのではないだろうか。

5）学校の裁量権について

　カリキュラムの統合化、コア化をはかることにより生じた時間的な余裕に対し、学校ごとにリンパドレナージを教えたり、あるいはリフレクソロジー、リラクゼーション等を教えてはどうか。特に現在無資格者が台頭している分野の施術を教育することにより、医学知識を充分に備えた国家試験合格者がこれらの施術に当たれば、少しずつではあろうが、将来無資格者に取って代わることも期待できるのではないだろうか。

　以上、私見を述べたが、読者の一考をも期待するところである。

1）第十八条の二　文部科学省令・厚生労働省令で定める程度の著しい視覚障害のある者（以下「視覚障害者」という。）にあっては、当分の間、第二条第一項の規定にかかわらず、学校教育法第五十七条の規定により高等学校に入学することができる者であって、文部科学省令・厚生労働省令で定める基準に適合するものとして、文部科学大臣の認定した学校又は厚生労働大臣の認定したあん摩マッサージ指圧師の養成施設若しくはあん摩マッサージ指圧師、はり師及びきゅう師の養成施設において、部大臣の認定した学校又は厚生大臣の認定した養成施設において、あん摩マッサージ指圧師については三年以上、あん摩マッサージ指圧師、はり師及びきゅう師については五年以上、これらの者となるのに必要な知識及び技能を修得したものは、試験を受けることができる。
　　○2　前項の規定の適用については、旧国民学校令（昭和十六年勅令第百四十八号）による国民学校の高等科を卒業した者、旧中等学校令による中等学校の二年の課程を終わつた者又は文部科学省令・厚生労働の定めるところによりこれらの者と同等以上の学力があると認められる者は、学校教育法第五十七条の規定により高等学校に入学することのできる者とみなす。
　　○3　文部科学大臣又は厚生労働大臣は、第一項に規定する基準を定めようとするときは、あらかじめ、医道審議会の意見を聴かなければならない。
2）第十九条　当分の間、文部科学大臣又は厚生労働大臣は、あん摩マッサージ指圧師の総数のうちに視覚障害者以外の者が占める割合、あん摩マッサージ指圧師に係る学校又は養成施設において教育し、又は養成している生徒の総数のうちに視覚障害者以外の者が占める割合その他の事情を勘案して、視覚障害者であるあん摩マッサージ指圧師の生計の維持が著しく困難とならないようにするため必要があると認めるときは、あん摩マッサージ指圧師に係る学校又は養成施設で視覚障害者以外の者を教育し、又は養成するものについての第二条第一項の認定又はその生徒の定員の増加についての同条第三項の承認をしないことができる。
　　○2　文部科学大臣又は厚生労働大臣は、前項の規定により認定又は承認をしない処分をしようとするときは、あらかじめ、医道審議会の意見を聴かなければならない。

理療教育学序説

第9章 学校管理者からみた理療教育

元福岡県立北九州
視覚特別支援学校　校長　　吉松　政春

1．はじめに

　現在我が国におけるあはき師の養成課程を持つ教育機関としては、盲学校（視覚特別支援学校、視覚支援学校を含む）と専門学校、大学等の高等教育機関がある。私は、その中の理療科を設置する盲学校で教頭・校長という管理職として勤務した。学校教育法第28条では、教頭の職務は、「校長を助け、校務を整理し、及び必要に応じ教育をつかさどる」とされているが、私が勤務した福岡県の県立学校では、教頭が授業を持つことはなかった。全国的にみると、教頭が授業をする都道府県もあるが、おおむね教頭・校長が直接理療教育の授業を持つことはない。また、「校長は、校務をつかさどり、教員・事務職員・技術職員などの所属職員を監督する」ことが職務とされている。

　多くの場合、これらの管理職は理療教育を直接担当したことはないいわば門外漢が任命されることが多い。さらに、近年、学校教育の改善のためとして、施行規則が緩和され、教員免許を持たない一般人が校長や副校長、教頭として任命されることもある。

　ただ、校長は「教育に関し高い識見を有する者」とされており、学校経営の立場から理療の教育現場をみることになる。このような管理職と現場で直接指導にあたる教員とはややもすると価値観が異なり意見のくいちがいも生じる場合がある。ただ、理療教育を行う教育機関の目的としては国家試験に合格し、治療ができる理療師を育成することであり、この目的は管理職であれ現場の教員であれ違いはない。

　では、管理職はどのような観点で理療教育をみているのかここで

第9章　学校管理者からみた理療教育

は2つの点について述べる。

2．理療教育の課題

　前術したように理療教育の目的は、あん摩マッサージ指圧師、はり師、きゅう師免許を取得し、理療施術によって社会的・職業的に自立する人材を育成することである。そのためには何より日常の授業、教科の指導が最も重要なことであり、管理職の関心もまずはここにある。

1）理療師としての知識・技術の習得を目指した実技・実習を含む教科の指導

　理療教育の目的は、理療に関する知識・技術の習得である。知識は、基礎分野、専門基礎分野、専門分野の3つに大別されている。その内容は、西洋医学から東洋医学、古典から最新の医学知識まで本当に幅広い。これらの内容を指導するためには、日々の教材研究だけでなく、理療の指導者は生活すべてが理療一色でなければ十分でないといっても過言ではないほどの指導力、知識量が求められる。また、技術の指導という点では、基礎実技から臨床実技にいたるまでのこれも幅広い実技の力が必要となる。

2）進路指導、就職指導

　これも、理療教育の目的の1つとしては当然の目標である。あはき師免許を取得し、独立開業、あるいは治療院や医療機関に就職し、理療を業として生計を営む。そのための課程であり、そのための資格である。単に理療の知識の習得だけが目的ではない。資格を取り社会的・職業的に自立するためには就職をしなければならない。学校は、単に資格取得が目的でああるが、やはりその後の就職の世話をしなければならない。まして、私立の学校であれば、どんな職業につくことができるかが入学希望者数を左右することにもなる。進路指導、就職指導というのは理療科教員の役割の1つであることはもちろん、学校経営者としては、この点に大きな関心があるのも事

理療教育学序説

実である。

3）1個の職業人としての社会性の確立のための生活指導

　以下は、ある鍼灸専門学校が教育目標として掲げているものであるが、表現の違いこそあれ、理療教育を行うすべての学校の目標は同じであろう。

- 長い歴史と伝統により、日本で独自に培われ発展した鍼灸医学を継承する。
- 独立開業を目指し、プロフェッショナルにふさわしい知識と技を修得する。
- 情操教育により、知性と教養、道徳性と社会性を備えた心身とともに、健全な人間性を形成する。

　また、次に挙げるのは、日本理療科教員連盟が発行している「理療教育研究」平成24年3月発行　第34巻・第1号、ならびに平成25年3月発行第35巻・第1号に掲載された研究テーマの一覧である。

- 教育文化論的視点から見つめなおす盲学校理療教育
- 音声で瞬時心拍数をリアルタイム表示する試み
- 本校理療科教員の実技指導力向上を目指した取組
- 盲学校理療科における教材開発推進に向けての方策
- 視覚障害生徒を対象とした臨床実習におけるコミュニケーションスキルについての意識および実態調査
- あはき業に求められる社会性の向上を目指して
- 理療における全盲生徒の進路実態に関する調査
- 盲学校理療科における模型教材を活用した指導法の研修の成果と課題
- 理療教育に適したWeb教材作成ソフトの開発
- 頸部の回旋角度測定教材の開発
- 「実践的臨床能力を高める指導について」
- 鍼の刺入深度の正確さに関する研究
- 国家試験に向けた取り組みと生徒の文字使用媒体の実態
- 水害被災地における理療奉仕活動の実践

　これらをみると、取り上げているテーマの多様さに驚くとともに、

第9章　学校管理者からみた理療教育

現在の理療科の抱える課題の多さを改めて知らされる。理療という教科に関する知識・技術の指導だけでなく、コミュニケーション能力等の生活指導にまで入りこんだ指導が求められていることも分かる。前述の専門学校の目標にも、「道徳性、社会性」の指導が掲げられている。

　これは、決して理療科だけのことではない。今のわが国では教育に対するニーズが多様に変化し、かつては家庭教育や社会教育の範ちゅうであったものが、学校教育に求められるようになった。いわゆる「モンスター・ペアレンツ」という語がすべてを示すように、学校現場への社会の見る目は厳しくなり、求めるものが多くなった。地域で生徒が問題行動をした場合、家庭よりまず学校に連絡がくる。このような時代背景の中では、理療科の教員であってもただ授業だけをしておけばいいという訳にはいかない。無論、それは管理職でも同じである。社会のニーズに応えることが学校の使命の課題の1つである。社会人となった時に、医療現場で働くために、患者の信頼を勝ち取るために、常識ある態度や服装に留意しなければならないことは言うまでもないが、今の社会は、職業人というより1人の社会人としての常識の育成を学校に求める。残念ながらそれらに応えることが求められているのが現在の学校であり、学校経営者にとっては、それらを「セールスポイント」にしているのもやむを得ないところであろう。

3．理療科教員としての課題

　管理職は、日常の授業の他に学校経営、学校運営という視点で教職員を指導しなければならない。その点、理療科という分野は非常に特殊で素人では理解しにくいものが多い。特に、制度的なものとなるとほとんど理解できないものばかりである。教育課程、教員の資格、必須単位等、高校の普通教科等と比べると難解なことばかりである。そこで、自ずとこの分野の知識は理療科の教員に求めることになる。理療科の教員は、あはき法だけでなく、このような法令についての知識も必要となる。

理療教育学序説

1）教育課程や養成制度の法的根拠等の専門家としての知識

　文部科学省が管轄する学校では、学習指導要領がすべての指導内容の指針とされている。年間の必要な授業時間数から、習得すべき単位数等を定めている。しかし、理療科は、都道府県が設置母体である公立学校であっても、小学部、中学部といった義務教育課程を併設している盲学校であっても、規則のほとんどは学習指導要領ではなく、文科省・厚労省が規定している認定規則に準じている。たとえば、教員の資格も次のようになっている。

あん摩マツサージ指圧師、はり師及びきゆう師に係る学校養成施設認定規則
　　別表第二（第二条及び第五条関係）

○基礎分野
　教授するのに適当と認められる者

○専門基礎分野
　次の各号に掲げる者であつて教育内容に関し相当の知識及び経験を有するもの又はこれと同等以上の知識及び経験を有する者
　1　医師
　2　教育職員免許法施行規則（昭和二十九年文部省令第二十六号）第六十三条に規定する盲学校の理療の教科の普通免許状又は同令第六十五条の六に規定する盲学校の理療の教科の特別免許状（以下「盲学校の理療科の教員免許状」と総称する。）を有する者
　3　厚生労働大臣の指定したあん摩マツサージ指圧はりきゆう教員養成機関を卒業した者（以下「養成機関卒業者」という。）

○専門分野

第9章　学校管理者からみた理療教育

> 　次の各号に掲げる者であつて教育内容に関し相当の知識及び経験を有するもの又はこれと同等以上の知識及び経験を有する者
> 1　医師
> 2　盲学校の理療科の教員免許状を有する者
> 3　養成機関卒業者
> 4　あん摩マツサージ指圧師、はり師又はきゆう師の免許を取得してから三年以上実務に従事した後、厚生労働大臣の指定した教員講習会を修了した者
> 5　教育職員免許法施行規則第六十三条に規定する盲学校の理療の教科の臨時免許状を有する者

　通常、公立学校で教員として指導にあたる者は、教育学部等の教員養成課程を持つ大学を卒業し、教員免許を取得した者である。しかし、理療科にあっては、専門分野の指導者は、あはきの免許を有する者に対して臨時免許を与えることができる。この臨時免許には、多くの制約があり、それらを十分に理解しておかなければ大きな問題となる。平成18年、全国各県で高等学校必履修科目の未履修が大きな問題となった。これは、大学進学のために日本史をとらずに世界史で代用していたものであったが、この問題以来、学校での教員の資格や免許、履修科目等についての管理が厳重となった。もし、資格がない教員が指導していた等の事実が明らかになると、さかのぼって履修しなければならなくなり、教員にとっても生徒にとっても大きな負担となる。

　また、このあはき認定規則には、必要な施設・設備、教材等も明記されている。
　以下、認定規則第1条より一部を抜粋する。

> 7　教員のうち五人は専任教員であること。ただし、専任教員の数は、当該学校又は養成施設が設置された年度にあつては三人。

> 8　一学級の生徒の定員は三十人以下（特別支援学校において視覚障害者である生徒に対する教育を行う学級にあつては、十五人以下）であること。
> 9　同時に授業を行う学級の数を下らない数の普通教室を有すること。
> 10　基礎医学実習室及び実技実習室を有すること。
> 11　普通教室の面積は生徒一人につき一・六五平方メートル以上、基礎医学実習室の面積は生徒一人につき三・三一平方メートル以上、実技実習室の面積は一ベッドにつき六・三平方メートル以上であること。
> 12　実習室は、ロッカールーム又は更衣室及び消毒設備を有すること。

　この他にも教材等についても非常に細かく規定されている。ある盲学校で、統廃合にともない理療科が廃止となることになった。無論、学年進行であるので最後の1年は3年生だけとなった。それにともない教員も少しずつ減っていった。おおむね学校は週30時間の授業をしているので、2名の教員がいればなんとかなる。その学校でも、最終年度は理療科担当教員を2名とした。新しく学校ができる時は、初年度の必要な教員数は気にしているが、実はこの数字は廃止になる時も同じなのである。前項の規定にあるように専任教員は初年度は3名必要とされている。2名では法律違反であり、この学年の卒業生は必要な授業を受けたことにはならない。笑い話のようであるが、これは実際にあった話である。

　理療科の教員は、これらの規則に関するエキスパートでなければならない。教育委員会にしろ、管理職であれ、このような設置規則に精通した者はあまりいない。それまでの経験で、これでいいだろうと思って学校運営をしているととんでもないことになる。一般の高校では最低74単位の習得で卒業できるとされている。つまり、履修と習得の数がイコールではない。しかし、理療科では習得単位数は、時間数として規定されており、専門学校や大学と同じ資格が与えられるので、その規定は厳密である。資料1に、ある盲学校専攻

第9章　学校管理者からみた理療教育

科理療科の教育課程を挙げているが、この表でも分かるように、科目名や時間数の規定には独特のものがある。ぜひ、理療科教員はこの分野でも専門家であり、管理職にアドバイスできる存在であって欲しい。

2）社会資源としての学校の役割

　現代社会では、学校に求められるものが多様化してきたことは前述した。生徒や教員への期待だけでなく、学校という社会資源に求められるものが多くなってきた。特に理療科では健康嗜好や高齢社会の進行により地域でのイベントへの参加要望が増えてきたことは、どこの学校でも実感されているだろう。公民館やカルチャースクール等でのマッサージ講習や健康フェアなどと銘打った地域でのイベントへの協力要請が増えてきている。安易にマッサージの技術を披露し誰にでもできる家庭マッサージといった講習会を行うことは、無免許者や医業類似行為に対する関係団体の取組みを阻害することになり、安易に引き受けることはできない。しかし、地域に開かれた学校という課題があるのも事実である。学校運営の立場からいえば、地域住民に慕われる学校であるべきである。その意味ではこれらのイベントへの参加協力は逃れることができない。また、国体やマラソン大会等、いろいろなスポーツ大会にボランティアとして参加しているあはき業の団体も多い。これらの活動は、個人や営利企業ではなかなか参加できない。業団体や学校として参加することが望ましい。東京マラソンに代表されるような地域名を冠にしたマラソン大会は近年ますます増加している。それだけでなく、国体やインターハイ大会等のスポーツ大会の選手に向けて、競技前、あるいは競技後のマッサージ等のボランティア活動は、あはきの社会的認知度を高めるだけでなく、重要な社会貢献活動の1つである。2011年の東日本大震災では、被災地におけるボランティア活動としてマッサージが有効であるという報告もあった。

　理療を学ぶ生徒の実習の場として、また、教員の社会貢献活動として、あるいは、教員の臨床経験の場として、これらの活動はたいへん意義深いものである。そして、これらは、学校経営という立場

理療教育学序説

からも価値あるものとして映る。他の学校ではけっしてできない、理療という課程を有する学校だけが可能な活動であり、下世話な表現をすれば、これほど管理職、学校経営者が喜ぶものはない。多額な費用と手間をかけたどんな広告よりも、たった１度の甲子園大会出場の方が、学校の宣伝価値としては高いといわれることと同じである。これらの多くのイベントが休日に行われることはもちろんである。それらに積極的に参加する理療科教員の姿は、生徒からみても信頼に足る存在であることは確かであろう。

4．まとめ

　これまで述べてきたように、理療教育への社会への期待は近年大きく変容している。単にあはきの免許を習得するための授業をする課程といった要素よりも、いろいろなことを求められている。最後の章であげた地域におけるマッサージ等のボランティア活動は、私が教員になった当初、先輩教員に、「未熟な技術の生徒に、そんな場で施術をさせるべきではない」と注意された。確かにそのような一面もあるが、今の社会的ニーズや学校の役割というものを考慮すると、そうとばかりは言っていられない。教員はサービス業ではないという反論は私も十分に理解できる。学校だから　教員だから何でもしなければならないということはない。しかし　これまで述べてきたように、教科の授業や実技指導の他にも理療科教員が知っておかなければならないこと、やらなければならないことは多岐に渡っている。これらのすべてに対し、すべての教員が同じようにエキスパートになり、同じように分担しなければならないということはない。理療という教科の中にはいくつもの科目がある。伝統的な東洋医学から最新の西洋医学まで、教員として身につけるべき知識だけでも相当なものがある。それらを分担し得意な指導科目を作ることは当然のことである。解剖や生理学は詳しいが鍼が打てないというのでは理療科教員としては失格ではあるが、ある程度は分担してもいいはずである。知識・技術を指導するだけでなく、生活指導等の幅広い生徒指導、教育課程の編成や施設・設備の管理、校外活動等

第9章　学校管理者からみた理療教育

の多様で幅広い理療科の活動を教員集団として分担することは大切なことである。ぜひ、これからの理療科教員は、柔軟で幅広い知識や体験をとおして、厚みのある人間であって欲しい。また、あえてここには挙げなかったが、盲学校は、特別支援学校となりこれも大きく変容してきている。理療科の教員は、長い歴史の中で積み上げられてきた視覚障害教育の伝統を引き継ぎ発展させる存在であって欲しい。

　盲学校に長く勤務する理療科の教員にしかできないことである。

理療教育学序説

平成25年度教育指導計画
各教科科目の学年別時間配当表

（視覚障害　高等部）

学校名	○○県立○○視覚特別支援学校		学科名	専攻科	理療科1年		
教科・科目等＼学年			第1学年	第2学年	第3学年	計	大学設置基準単位数	備考 省令の時数
基礎科目		英語	1			1		科学的思考の基盤人間と社会210-420
		社会福祉		1		1		
		情報処理	1	1	1	3		
		体育理論	1	1		2		
	基礎科目　小計		3	3	1	7	14	
専門基礎科目	人体の構造と機能	解剖学	6			6		人体の構造と機能195-390
		生理学	6			6	13	
	疾病の成り立ちと予防	病理学概論		3		3		疾病の成り立ちとその予防及び回復の促進180-360
		衛生・公衆衛生学	2			2		
	生活と疾病	臨床医学総論		3		3		
		臨床医学各論		6		6		
		リハビリテーション医学			2	2	12	
	医療と社会	理療概論		2		2	2	保健医療福祉とあはき理念30-60
	専門基礎科目　小計		14	14	2	30		
専門科目	基礎理療学	東洋医学概論		3		3		基礎あはき学120-240
		経絡・経穴概論	3			3		
		理療理論			4	4	8	
	臨床理療学	理療臨床論			7	7	12	臨症あはき学120-240
	地域理療と理療経営	理療経営学			2	2	2	社会はき学30-60
	実習	基礎実習Ⅰ	5	5		10		実習（臨床実習と臨地実習600-900
		基礎実習Ⅱ	5	5		10		
		臨床実習			14	14	20	
	理療情報処理							総合領域300
	課題研究							
	専門科目　小計		13	13	27	53		
合　計			30	30	30	90		
授業時数の学年別1単位時間			50分	50分	50分			
理　　由								

理療教育学序説

第10章 これからのあん摩マッサージ指圧鍼灸教育に望まれるもの

（学）後藤学園　理事長
（公社）全日本鍼灸学会　会長　　後藤　修司

1．はじめに

　「按摩マッサージ指圧鍼灸」教育（理療教育）に望まれるものを考えていく上では、どんな「按摩マッサージ指圧鍼灸師」を育てたいのか」を明確にする必要があることは論を待たない。その時、今、日本の理療界周辺に、また世界で起こってきている変化をきちんと捉えなければならないことも論を待たない。

　今や、「按摩マッサージ指圧鍼灸」、特に鍼灸の活用が期待され、また現実に活用されているものは、ヘルスケアのあらゆる分野、つまり、医療（治療医学）、災害医療、美容医療、終末期医療、スポーツ医療、軍事医療、予防医療（養生）、QOL向上、コンディショニング、介護分野等々と多岐にわたる。鍼灸医療は、世界に広く伝播され、普遍的で、各地域の固有の文化と融合した多種多様なものとして、「最も古く、そして最も新しい医療」として各国国民に受け入れられている。

　しかし一方、日本国内では、社会現象として、スポーツ、美容、予防医療としての休養（リラクセーション）分野では、それぞれ、スポーツトレーナー制度の普及、エステ業界の進出等、また、日本経済活性化の美名の下、新しい産業分野と称しての明らかなあん摩マッサージ指圧師、はり師、きゅう師等に関する法律（あはき法）違反とも思える、リラクゼーション業協会によるリラクゼーション・セラピスト等々が、ざわざわとあたかも徒波（あだなみ）のように押し寄せている。今や、厚生労働大臣免許を持っているからといって、うかうかしているといつのまにか蚊帳の外にいたということになりかねない状況である。

第10章 これからのあん摩マッサージ指圧鍼灸教育に望まれるもの

そして、最も大切な視点は、按摩師マッサージ指圧師鍼灸師の免許証は、広く日本国民の安全安心のためのものであり、免許所有者を庇護するものではないのだという責任と自覚を持つことであろう。社会の趨勢や常識と自分たちのそれとのずれに気がつかないでいて、ただ感情的に反論するということなく、改めて原点に戻り、自己を変革する「勇気」と、時代を受け入れる「しなやかさ」を持つことが必要である。

2．国内状況

2011年6月19日、公益社団法人 全日本鍼灸学会と日本伝統鍼灸学会は、日本鍼灸に関する東京宣言 2011（21世紀における日本及び世界のより良い医療に貢献するために）を発表した。それは、①鍼灸に関する最新の知見を医学界及び国民に向けて広く発信し、鍼灸への正しい理解と適正な医学的評価を得ることに努める。②鍼灸の臨床効果を立証するために相応しい研究デザインを確立し、世界の鍼灸臨床の有効性と安全性に関する研究の発展のために貢献する。③日本の伝統医学である鍼灸を医療システムにおいて適切に位置付けることに努める。④鍼灸は日本の貴重な文化的遺産の1つであることの理解を深め、さらにその普及に努める。⑤日本鍼灸と世界各国の鍼灸との交流を推進し、各国の鍼灸に対する相互理解を深め、その特色を尊重し、世界における鍼灸の多様性の維持・継承と発展に努める。⑥心と身体をトータルにみつめる鍼灸医療を通して、これまで以上に人々の健康保持増進、疾病予防及び治療に寄与することに努める。なお、この東京宣言の内容は時代とともに変わるものであり、決して固定化されるものではないと考える。それは、鍼灸が、未来に向けて進化・発展する使命を内包しているからに他ならないと述べている。これを受けて、国民のための鍼灸医療推進機構（公益社団法人日本鍼灸師会、公益社団法人全日本鍼灸マッサージ師会、公益社団法人東洋療法学校協会、公益社団法人全日本鍼灸学会の4団体により組織されている）は、鍼灸師の目指すべき具体的方向を、次のように提案している。最終目標としては、国民のた

めの鍼灸医療になるということであり、具体的には、①症状の緩和　②健康の保持・増進　③健康相談の窓口　④医療活動（西洋医学）の補完　⑤医療現場の支援・連携　⑥介護現場の補完を掲げ、そのための、課題・障壁を考え、達成していくための方策として、卒後研修と生涯学習の認定研修制度の提案、診療・治療ガイドラインの作成、モデル事業の推進等を挙げて、現在進行している。また、（公益財団法人）東洋療法研修試験財団では、生涯研修の仕組みを見直し、財団指定の講習科目を3科目から一気に、25科目に増やして新スタートをきろうとしている。また、公的機関においても、現代西洋医学とのコラボレーションである統合医療の新しい姿の実践場所として、愛媛県立中央病院での卒後2年間の研修や福島県立医科大学会津医療センターでの前期2年間後期3年間の研修システムなどは、従来あった明治国際医療大学等鍼灸関連大学の大学院や専門学校の教員養成課程（2年間）、筑波大学理療科教員施設（2年間）での教育や、専門学校、業界団体、研修事業者による中期短期のセミナーとは異なった取り組みとして注目されるものである。このように、新しい卒後の研修システムが動き出している中で、卒前教育のあり方を考えていかなければならない時である。

3．国際状況

　これからの按摩マッサージ指圧鍼灸、特に鍼灸界に、大きな影響を与えると思われる動きが進行していることも認識しておかなければならないと思う（**図1**）。WHO（世界保健機構）では、ICD11（国際疾病分類第11版）に伝統医学用語（漢方、鍼灸等）を組み込むことを仮決定し、作業が進んでいる。また、WHOの西太平洋事務局であるWPROでは、すでに、経穴位置が2008年に、伝統医学の用語が2007年に整備されている。また、医療情報、診療ガイドラインの出版が計画されている。このことは、もともと、WHOはヘルスケアに関する様々なガイドラインを策定するという使命に基づいての活動であり、各国の医療制度と融合した伝統医学の発揚をうたっていることの具体化と考えられ、また、多くの人々が国際標準につ

第10章　これからのあん摩マッサージ指圧鍼灸教育に望まれるもの

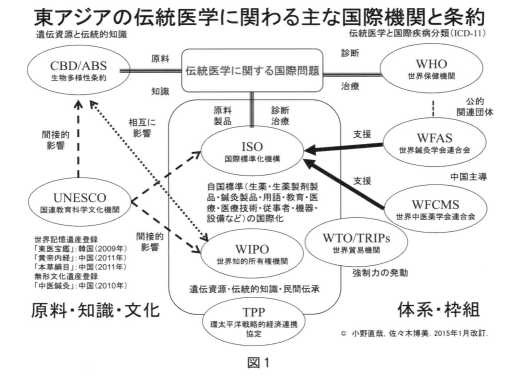

図1

いて持っている考えとも合致するので問題はない。

　しかし、今、この前提がやや崩れかけている。それは、ISO（国際標準化機構）でヘルスケアに関する国際標準を決めていこうとする動きが出てきたからである。そもそも、ISOとは1995年WTO（世界貿易機構）発足に伴い、輸出入や公的分野では国際標準に合致することが義務化され、電気分野を除く工業分野の国際的な標準である国際規格を策定するための民間の非政府組織であり、工業製品の規格を策定する機関である。そのISOで、医療情報の枠組みなどや、高品質維持関係の規格も扱われているし、ISO9001シリーズは病院評価などにも応用されているが、2014年に、滅菌済み単回使用毫鍼（ごうしん）、つまり現在使われているディスポーザブルの鍼灸鍼のことが規格化された。現在検討されている主な規格には、鍼電極低周波治療器、皮内鍼、灸機器、診断機器（舌診・腹診）、かっさ・ツボ探索機等がある。これらは工業製品でもあるのでISOで検討されることに違和感は無いが、日本の主張をしっかりと委員会の中で行わないと、

とんでもない規格が国際標準になってしまうことがある（滅菌済み単回使用毫鍼の検討の中でも、品質の悪い粗悪なはりの方向への議論が横行していた）。これらのことは工業製品でもあるので理解できるが、ここから派生して、安全性案件で、危険穴への刺鍼ガイドライン、鍼灸治療の感染防止に関するガイドライン等が検討事項として挙げられている。安全性に関わるといえ角度・深さ等といった臨床手技に関する事項をISOで扱うべきなのか、実際に規格化するだけのエビデンスはあるのか、また、鍼灸の教科書、教育制度やライセンス制度まで、国際標準化しようという強い主張が出てきていることには大いに違和感を感ずる。といって、参画せずに勝手な規格が決められてしまうと、日本の鍼灸は世界から見ればローカルなだけの鍼灸になってしまう恐れすらある。WFAS（世界鍼灸学会連合会）でもこのISO内での動きに呼応して、2009年に標準化に関する委員会を発足し、鍼の規格、耳鍼の経穴名と位置、灸の手技、頭鍼、教科書などについての検討が開始されている。

　一方、国連関連では、生物多様性条約がある。これは、ラムサール条約やワシントン条約などの特定の地域、種の保全の取組みだけでは生物多様性の保全を図ることができないとの認識から、新たな包括的な枠組みとして提案されたものである。国連環境開発会議（地球サミット）に先立つ1992年5月22日に採択され、リオデジャネイロ（ブラジル）で開催された同サミットおいて署名されて、翌1993年12月29日に発効し、2009年12月末現在、193の国と地域がこの条約を締結している。日本も1993年5月に締結している。条約の3つの目的は、①地球上の多様な生物をその生息環境とともに保全すること　②生物資源を持続可能であるように利用すること　③遺伝資源の利用から生ずる利益を公正に配分することである。このなかで、「按摩マッサージ指圧鍼灸」に関係してくることは、伝統的知識への注目がされていることである。漢方知識にしろ、鍼灸医療知識にしろ、もともとは、誰が知的所有権を持っているのかという事である。ある意味、パテント競争に伝統医学的知識がさらされる危険があるということである。極端な事をいうと、ツボへの指鍼のたびに、パテント料金が発生する、ということになりかねないのであ

る。また、ユネスコの世界遺産登録では、中国と韓国による登録レースが起こっている。2009年、韓国が『東医宝鑑』を、2010年、中国が「中医鍼灸」を、2011年には中国が、『黄帝内経』『神農本草経』を登録した。

これら一連の国際動向に、日本として対応しているのは、JLOM（日本東洋医学サミット）である。（一社）日本東洋医学会、（公社）全日本鍼灸学会、日本生薬学会、和漢医薬学会、北里研究所東洋医学総合研究所WHO伝統医学研究協力センター、富山医科薬科大学医学部和漢診療学講座WHO伝統医学研究協力センターが現メンバーであるが、2015年に、一般社団法人日本伝統医学機構に改組準備中である。ところで、WHOは「世界人類の健康のために、伝統医学の発揚を！」といっている。そのためには、鍼灸が未来にあるべき持続可能な医療のモデルをダイナミックに提示するということは、西洋医学中心の今の医療に対して、協調しつつも問題提起を与える役割があるということである。そのキーワードは、鍼灸医療の特徴である①自然治癒力重視　②心身一如　③全人的　④全科的　⑤包括的ケア　⑥個別医療　⑦愁訴改善に貢献　⑧有害事象が少ない　⑨スキンシップによる優しい医療　⑩費用効果が高いことであろう。

4．持続可能なヘルスケアの当面の要件

要件1　有効・安全な医療手段であるという国民的合意があること

そのための第1条件は、科学的に有効性・安全性の評価が行われることである。そして、副作用情報が開示されていることや、誤診・誤治情報が開示されていることも消費者優先の考え方からすると重要なことである。多くの人が分かりやすい言葉による、納得してもらうまでの説明をくりかえし行うことや、学会等の行う単なる宣伝ではない啓蒙普及活動の活発化が必要である。他の医学会・関係周辺学会等への積極的な参加とはり治療関連の演題発表等も重要である。有効性に関しても基礎研究の充実により、①鎮痛作用：鍼による鎮痛物質発生、鍼鎮痛のメカニズム、②末梢循環動態・微小循環の改善作用や遠隔作用および深部循環改善作用、③筋肉の緊張緩和

作用、④自律神経系への影響、⑤免疫能の賦活等が分かってきている。また、現実の臨床各科での応用もはかられているが、これらのことが、広く一般に知られているかどうかが疑問であり、更なる啓蒙普及が望まれる。そして今後の課題として、鍼の有用性についてもっと研究する必要がある。それは①QOLの向上への寄与　その主な対象は高齢者・慢性病・難治性疾患や不治の病等である　②薬物の副作用軽減や薬物の量を軽減することへの寄与　③外傷の短期治癒への補完作用　④リハビリテーション医療での動機付けへの寄与　⑤依存症（薬物、アルコール等）離脱への寄与　⑥ストレスによる過剰反応防止やストレスからの解放への寄与等である。これらについては、諸外国では現実にすでに応用されている例が多くあるので、日本でももっと認識されていくべきであろう。基礎医学的研究に加え、更なる臨床医学的研究の充実が望まれる。しかし一方、社会保障制度を考えていく上では、これら従来の科学研究に基づくサイエンスとしての医療に加え、これからはケアとしての医療を考えていくべきであるという考え方がある。未病治医療の提案である。そして、これらにEBMを与えるためには、新しい科学研究のありかたが模索されなければならない。また、社会医学的研究・医療経済学的研究が重要になってくると思われる。費用効果分析や費用効用分析、臨床疫学による有効性の証明等がもっと行われるべきであろう。

要件2　信頼できる人が提供しているという安心があること

　そのためには、高い専門職としての倫理観をもった集団であるという国民的合意が得られなければならない。そのためには、良く聞いてくれて分かりやすく説明してくれること。健康医療等に関する相談に親身にのってくれること。適切に専門医療機関等を紹介してくれること。たえざる自己点検（鑑別力・技術・限界）を行うこと。専門職としての態度・習慣の発揚をはかり続けることが重要である。専門職としての態度には、学習態度（生涯学習・自己学習）と医療態度つまりマナー（コミュニケーション能力、協調性等）とモラル（専門職倫理、全人的、患者さん第一主義等）がある。また、確かな技術（四診・刺鍼、鑑別診断能力、リスク管理能力等）・正確な

知識・第六感に加え、社会性を常に意識し、開放的で明るく、温かみが感じられること、そして、人間を対象にしている者としての謙虚さと独断的でない科学的態度が必要であると思う。

要件3　身近で、かかりやすいこと

いわゆる敷居が高くないことが絶対条件であり、衛生的で明るいイメージのハード（建物等）と、安心できそうで明るくほっとできる雰囲気があることが大事であろう。さらに多くの人が身近な医療と感じるということからすると、病医院でも鍼治療が行われることが必要かと思う。国民皆保険以来、医療機関の方が身近な存在となっている事実を直視するべきではないだろうか。また、その方が鍼灸治療への需要はより一層増すと思われる。

要件4　経費が安いこと

いわゆる「赤ひげ」に徹し、低料金で提供し続けることも1つの方法であるが、国民が鍼治療に対して、これがコストに見合う買物であるという認識が持てるようになれば単に絶対的値段が高いか安いかではなくなるであろう。また、現在の療養費制度以上の公的負担が行われるようになれば、患者自身の負担は軽減される。あるいは、生命保険・損害保険等の民間保険が一定範囲をカバーするような方式がもっと研究されてもよいと思う。また、個人的経費負担ばかりではなく、国民医療費を考える時、鍼灸治療は経費削減に貢献することを研究するべきであると思う。

5．今後の課題

前項で、持続可能なヘルスケアたるべき当面の要件を考えてきたが、次の3つの課題に集約できると思う。

① 按摩マッサージ指圧鍼灸師自身の課題
② 教育の課題（卒前・卒後）
③ 社会保障制度上の課題

基本的問題点を踏まえた上で、現在抱える②の教育の問題の具体的課題は次のように考えられる。昭和63年5月の「あん摩マッサージ指圧師はりきゅう師法」改正により、従来の地方試験より国家試

験のレベルが高くなったこと、講義科目の時間数が増加したこと、実技が国家試験から除外され各校の責任において実技能力の判定をするようになったこと、医学的専門性がより高く要求されはじめたことなど、多くの課題を抱えながら、今日まで教育が行われ、それなりの成果を上げてきている反面、問題点も明らかになりつつある。

1）カリキュラム内容と学習への動機付けおよび教員に関すること

①多くの卒業生が切実に卒後教育の充実を望んでいること。卒前教育では、特に、臨床教育がかなり不足している。

②多くの学生が1年生後半から2年生前半において興味を失い、進路変更を考えたことがあるという統計調査があること。従来の基礎からの積み上げ教育の弊害とも考えられる。また、時代のニーズに合致した教育内容かが疑問点である。

③按摩マッサージ指圧鍼灸専門科目への興味は高いのに、理解しにくい科目のトップに挙げられていること。また、単に知識詰め込み型になっていて、問題解決能力の育成がはかられていないのではないか、そして、学習意欲を向上させるための教育的配慮がなされているか等が問題点として挙げられる。

④専門基礎科目が、医学教育の単なるダイジェスト版になっていること。

2）実技に関すること

①実技授業に不満足である学生が多いこと。

②技術教育の標準化や評価法の確立が遅れているのではということ。

③技術の伝承の標準化、個人の感覚いわゆる名人芸を、どう言語化して伝えていけばよいのか、いわゆる古典をどう取り扱うか等々に関する問題点。

④教員養成システムの見直しが必要であること。臨床経験や社会経験が少ないまま、教員になってしまうことのデメリットがあること。

このような「理療教育」の共通的問題の上に、さらに大学・専門学校・特別支援学校（盲学校）・視力障害センター等、それぞれ独自の問題が存在する。

第10章　これからのあん摩マッサージ指圧鍼灸教育に望まれるもの

　前述の按摩マッサージ指圧師鍼師灸師自身の課題としては、専門職としての態度・習慣の発揚が挙げられる。人の命の輝きを支えていくという高い志を持ち、①傾聴的態度・受容の心を持つ　②コミュニケーション能力向上（他職種や患者さんと）③患者の人権擁護をはかる　④科学的態度を持ちながら、オープンマインドで、謙虚さ、明るさ、広い視野を持つこと　⑤絶えざる自己点検の習慣醸成で、鑑別能力・自己の技術レベル・自己の限界を知るなどが挙げられる。このためには、教育の中で、人の生き死にの場面の体感をすることが非常に重要な意味を持つ。医療機関や介護施設での臨地実習が必要である。また、按摩マッサージ指圧鍼灸治療の実体験を多く持つことも大切なことである。具体的な再考が必要であることをまとめると、臨地実習の導入、つまり、医療機関・介護施設・ホスピス等での実習（看護や介護の職員に帯同しての実習）や、自身が体験することで学ぶ体験実習（上級生の治療を受けることや様々な治療技術を体験する機会をつくるなど）の充実といった臨床実習のありかたを検討すること。

　次には、専門基礎科目のあり方の検討をして、その整理統合充実をはかること。専門科目のあるべき姿の検討を行う。記憶偏重から、問題解決型の教育スタイルへの変革、教員制度の改革も必要である。教員資格の見直しをして、教員資格が無くても、臨床10年以上の臨床人の学校教育への参画ができるような方策、専門職大学の実務教員のような方向を考えることも必要である。教員資格の一定年限の更新性を導入して、勉強し続ける習慣を持たせることも重要な改革である。他の医療職種との学際交流や異業種交流による視野の広さの確保、そして、これからの重要課題である国際交流の充実を積極的にはかるための語学教育、時事解決学習等にも積極的に取り組むことが必要である。

　ともあれ、これからの按摩マッサージ指圧鍼灸の目指すところは、人間の生命・生存・健康を支え、いのちの輝きを支え続けるための、人類共通の医療資源として、従来の伝統的な枠組みだけに止まらず、社会の変化や疾病構造の変化に対して、柔軟な姿勢を持ち続け、常に自己改革と社会が求める意義ある価値を創造し、未来にあるべき、

理療教育学序説

持続可能な医療のモデルをダイナミックに提示することである。そのために、今必要な按摩マッサージ指圧鍼灸教育界の意識の改革とは何なのかを考え、実践しなければいけない時である。

著者略歴

矢野　忠
2013年〜明治東洋医学院専門学校　教員養成学科長、明治国際医療大学鍼灸学部
　　　　　特任教授
1970年　東京教育大学（現、筑波大学）教育学部附属理療科教員養成施設卒業
1972年　筑波大学附属盲学校文部教官教諭
1984年　明治鍼灸大学（現、明治国際医療大学）講師
1987年　帝京大学医学部、博士（医学）学位取得
1990年　明治鍼灸大学（現、明治国際医療大学）教授

香取　俊光
1989年〜群馬県立盲学校　教諭
1983年　立正大学大学院文学研究科史学専攻修士課程修了、修士（リハビリテーショ
　　　　ン）学位取得
1989年　筑波大学理療科教員養成施設卒業

藤井　亮輔
2005年〜筑波技術大学保健科学部保健科学科鍼灸学専攻　准教授
1982年　筑波大学理療科教員養成施設卒業
2002年　筑波技術短期大学鍼灸学科助教授
2013年　明治国際医療大学博士（鍼灸学）学位取得

緒方　昭広
2008年〜筑波技術大学保健科学部教授
1980年　筑波大学理療科教員養成施設卒業
1981年　筑波大学理療科教員養成施設臨床専攻生修了
1999年　放送大学教養学部(自然の理解専攻)卒業
2005年　愛知医科大学、博士（医学）学位取得

河井　正隆
1989年〜明治東洋医学院専門学校　専任教員
1983年　明治鍼灸短期大学（現、明治国際医療大学）卒業
1993年　創価大学教育学部教育学科（通信教育部）卒業
1996年　京都教育大学大学院修士課程（学校教育専攻）修了
2003年　大阪大学大学院人間科学研究科博士課程（教育学専攻）修了、博士（人間
　　　　科学）学位取得

工藤　　滋
2004年〜筑波大学附属視覚特別支援学校　教諭
1988年　東京経済大学経済学部経済学科卒業
1993年　筑波大学理療科教員養成施設卒業
1993年　岩手県立盲学校勤務
2007年　筑波大学大学院修士課程教育研究科カウンセリング専攻リハビリテーションコース修了、修士（リハビリテーション）学位取得

渡辺　雅彦
1994年〜福島県立盲学校　教諭
1993年　筑波大学理療科教員養成施設卒業
2011年　福島大学経済学部経済学研究科修了、修士（経済学）学位取得

杉山　誠一
2001年〜東海医療学園　理事長、東海医療学園専門学校　校長
1979年　専修大学経営学部経営学科卒業
1981年　日本鍼灸理療専門学校本科卒業
1984年　東京医療専門学校教員養成科卒業
1993年　東海医療学園専門学校理事長・校長

喜多嶋　毅
2010年〜大阪市立視覚特別支援学校　講師
1970年　京都大学法学部卒業
1970年　三菱商事東京本社入社
1981年　筑波大学理療科教員養成施設卒業
1981年　奈良県立盲学校理療科教諭
2008年　三重県立盲学校講師

吉松　政春
2009年〜福岡県立北九州視覚特別支援学校　校長
1982年　筑波大学理療科教員養成施設卒業
1982年　福岡県立北九州盲学校教諭
2003年　福岡県立福岡高等盲学校教頭

後藤　修司
1977年〜東京衛生学園　理事長、東京衛生学園専門学校　校長
1975年　筑波大学理療科教員養成施設卒業
1991年　昭和大学医学部（公衆衛生学）、博士（医学）学位取得

おわりに

　江戸時代の話しである。江戸っ子は初物を好んだ。季節の先取りや縁起の良さを「粋」と感じたからである。

　理療教育に関してまとまった本はこの本が本邦初である。江戸っ子は「粋」だと言ってくれるだろうか。

　しかし、これまでこのような本が作られてこなかったことを考えると、言わなくても考え方が伝わると思われてきたのかもしれない。また、理療教育を江戸期からと考えると長い歴史があり、概念も暗黙のうちに了解されていると考えられてきたのだろう。

　これまで文字にすることなく先輩から後輩へと阿吽の呼吸で伝えてきたことをこのような本にまとめることを江戸っ子からは「言うだけ野暮」と声がかかるかもしれない。江戸っ子からみれば現在は十分に野暮な時代なのであろう。

　現在の社会を支える学問は科学である。科学は文書で表すことで主張や考え、現象が認められる。文書として出てこないものは無視される。文書として表すことが学問の始まりとなる。

　この本は、これまで培ってきた理療教育の知見、経験を多くの先生の協力を得てできている。先生方の立場や考え方は一様ではない。本の構成はアンソロジーとなっている。一つ一つの章に執筆者の知見、経験が書かれている。

　昭和も遠くなり、戦後の理療教育を中心に執筆者の協力を得て理療教育を振り返るにはこの時期をおいては他になかったと思う。本の作成にあたっては現在の社会を覆う新自由主義的な市場や利潤中心の考え方とはほど遠いところにある。この仕事が「世間」のためになればと思っている。江戸っ子も損得とは別の「粋」という価値観で生きていた。この本の作成は江戸っ子の考えに通底するものがあるように思える。理療教育について一冊の本ができたことを「粋」であると思っていただければ幸いである。

編集代表　渡辺　雅彦

理療教育学 序説
－はり師、きゅう師、あん摩マッサージ指圧師教育学の構築－

平成27年8月2日　初版第1刷発行

- ■監　修　　吉川　恵士
- ■編　　　　日本鍼灸手技療法教育研究会
  　　　　　　編集代表　河井　正隆　渡辺　雅彦
- ■発行者　　加藤　勝博
- ■発行所　　株式会社　ジアース教育新社
  　〒101-0054　東京都千代田区神田錦町1－23　宗保第2ビル
  　　　　　　Tel. 03－5282－7183
  　　　　　　Fax.03－5282－7892
  　　　　　　E-mail：info@kyoikushinsha.co.jp
  　　　　　　URL：http://www.kyoikushinsha.co.jp/

印刷・製本　　株式会社　創新社
表紙デザイン　株式会社　彩流工房
○定価はカバーに表示してあります。
○乱丁・落丁はお取り替えいたします。（禁無断転載）
Printed in Japan
ISBN978-4-86371-320-8